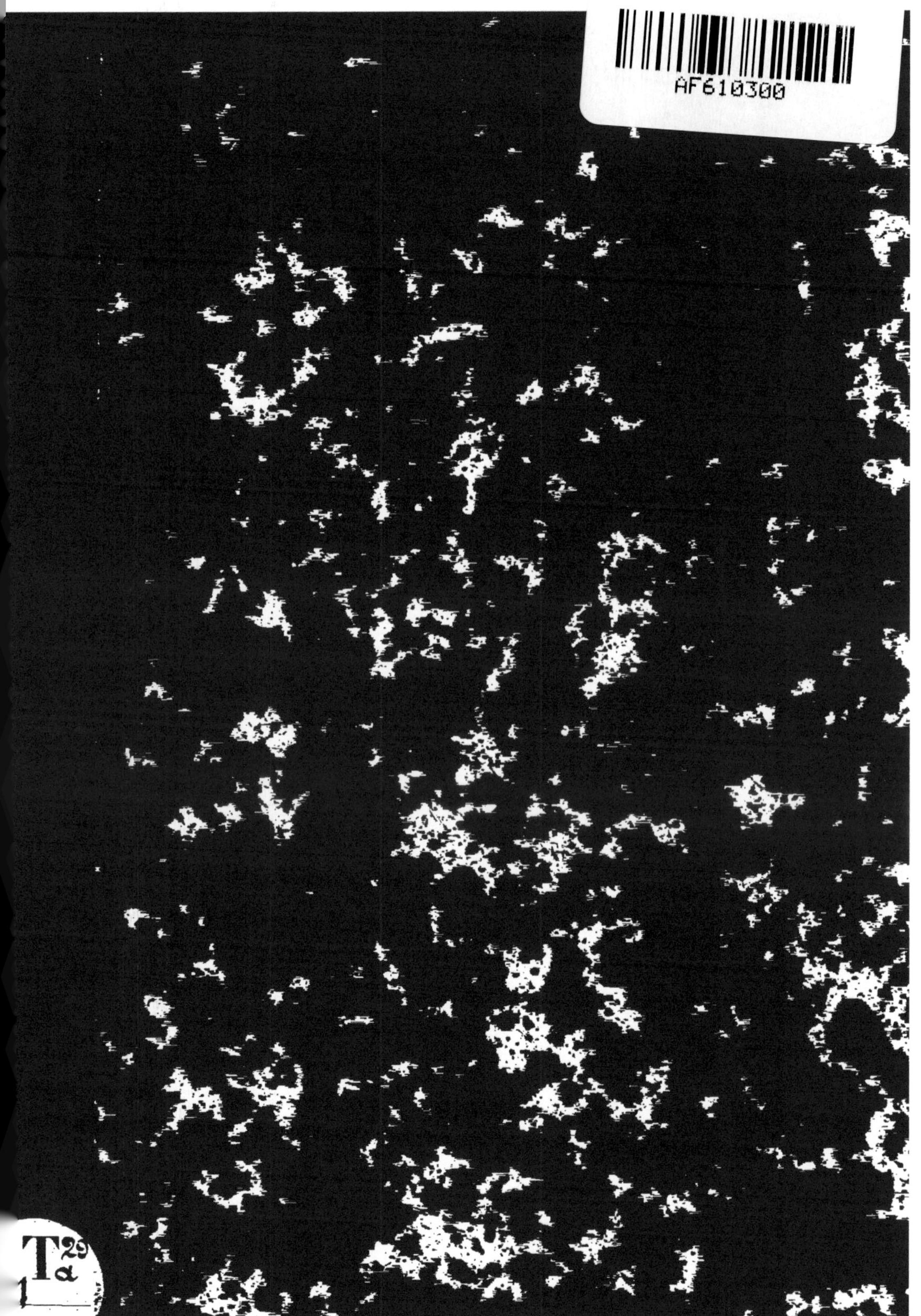

CONTRIBUTION

A L'ÉTUDE

DE L'ENDARTÈRE

DE

L'HOMME ET DES ANIMAUX MAMMIFÈRES

LABORATOIRE D'ANATOMIE GÉNÉRALE

DE LYON

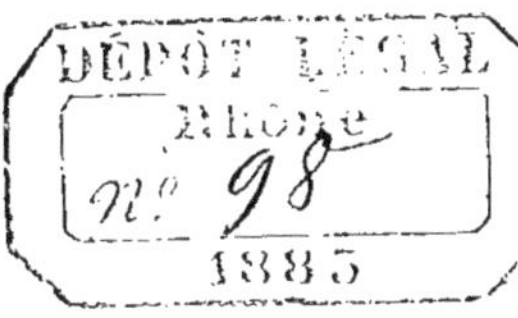

CONTRIBUTION

A L'ÉTUDE

DE L'ENDARTÈRE

DE

L'HOMME ET DES ANIMAUX MAMMIFÈRES

PAR

LE Dr LOUIS VIALLETON

LICENCIÉ ÈS SCIENCES NATURELLES

Ancien Préparateur d'anatomie générale à la Faculté de Médecine de Lyon

LYON

TYPOGRAPHIE ET LITHOGRAPHIE J. GALLET

2, Rue de la Poulaillerie, 2.

1885

CONTRIBUTION

A L'ÉTUDE

DE L'ENDARTÈRE

DE

L'HOMME ET DES ANIMAUX MAMMIFÈRES

INTRODUCTION

Définition de l'endartère. — L'endartère est un cas particulier de l'endocarde et de l'endoveine. — C'est une formation secondaire, de là sa variabilité.

SOMMAIRE. — Le vaisseau fondamental est représenté par le trajet lymphatique, simple,, couche endothéliale, sur un espace interorganique régularisé en forme de tube. — L'endartère (ou son analogue) manque même dans le canal thoracique. — Elle manque sur toutes les artères embryonnaires (aorte du fœtus) ou sur les artères de très petit calibre. — Vitrée des capillaires — Vitrée des artérioles — L'endartère est une formation connective ayant pour point de départ cette vitrée — Importance prise par l'endartère chez l'Homme. — Ses lésions sont l'instrument de la sénilité artérielle (athérome). — L'analyse détaillée de la formation endartérielle n'a pas été faite complètement, exposé du sujet et division.

Les anatomistes considèrent la paroi des artères comme formée de trois couches concentriques qui sont, en allant de dehors en dedans : 1° une couche de nature conjonctive, à éléments longitudinaux, *Tunique externe* ou *Adventice* ; 2° une couche musculaire formée de fibres-cellules rigoureusement transversales et de réseaux élastiques en quantité variable, *Tunique moyenne* ou *musculaire* ; enfin, 3° une couche interne mince, blanchâtre, qui présente à l'intérieur du vaisseau une surface lisse et polie, *Tunique interne* ou *Endartère.*

Constituant pour Bichat, la *membrane commune du système à sang rouge,* la membrane interne des artères reçut des auteurs qui suivirent des dénominations différentes ; appelée d'abord *Tunique de Bichat,* puis simplement *Tunique interne* ou *Intima,* elle a pris dans la nomenclature moderne de l'école anatomique française, le nom d'*Endartère.* Nous conserverons ce dernier terme qui permet de former facilement les noms composés d'un usage si fréquent dans les descriptions et nous distinguerons dans l'endartère deux parties : 1° l'*Endothélium,* 2° l'*Endartère vraie,* comprenant toutes les couches situées entre l'endothélium et le premier rang de fibres musculaires vraies de la tunique moyenne. La limite interne de la tunique moyenne est d'ailleurs habituellement marquée par l'existence d'une ligne élastique épaisse, qui a reçu le nom de *limitante élastique interne.*

L'endartère ne constitue pas une formation propre aux seuls vaisseaux artériels, et chez les mammifères adultes on trouve dans les veines une membrane analogue qui se poursuit jusque dans les cavités du cœur, revêtant sur les différents points de son parcours, des caractères secondaires en rapport avec ses fonctions mais restant partout fondamentalement la même. Il y a donc une endoveine, un endocarde, comme il y a une endartère, et, à proprement parler, ces trois termes ne désignent que des divisions d'une même membrane commune, comme l'appelait si bien Bichat.

Pour bien comprendre la nature de cette membrane, en même temps que ses rapports avec les autres tuniques artérielles, il nous faut reprendre son histoire de plus haut, en nous adressant à des objets d'étude simples, qui représentent en quelque sorte l'état primordial du système auquel l'endartère appartient, et suivre, pour ainsi dire pas à pas, la marche que la nature a elle-même suivie pour tirer d'un fonds commun identique des formations complexes et variées.

Chez les animaux non vertébrés, ou plutôt chez tous ceux classés au dessous des Craniotes, le liquide nourricier joue à la fois le rôle du sang et de la lymphe. Il est formé exclusivement par un plasma qui peut, ou non, contenir à l'état dissous des substances analogues à l'hémoglobine (hémocyanine Céphalopodes, — Hémoglobine empruntée Hirudinées), mais ce plasma ne charrie rien autre chose, en fait d'éléments anatomiques, que des cellules lymphatiques ou globules blancs. Ces cellules lymphatiques ne sont jamais chargées ni d'hémoglobine ni de substances analogues. Le liquide nourricier primordial répond donc à la définition de la lymphe, telle que les histologistes actuels l'ont définie depuis le professeur Ranvier. Nous pouvons donc considérer chez les Mammifères et chez l'Homme les voies lymphatiques comme représentant, dans leur maximum de simplicité, les vaisseaux que l'on pourrait appeler primordiaux. A ce point de vue, la constitution des vaisseaux lymphatiques doit servir de point de départ et comme de clef pour la compréhension des vaisseaux sanguins qui ne sont, en somme, qu'une de leurs différenciations, comme le sang n'est lui-même qu'une différenciation du liquide nourricier primordial.

Les premiers vaisseaux lymphatiques prennent leurs racines dans le tissu connectif lâche. Ils peuvent être considérés comme des lacunes de ce tissu, régularisées sous forme de trajets, et dont la lumière est limitée par un endothélium particulier festonné en forme de feuilles de chêne. Les cellules endothéliales reposent simplement sur les parois de la lacune, formées par des faisceaux connectifs nattés mais non fondus en membrane séparable. Sur les plus gros trajets, la formation élastique du tissu connectif s'est disposée en couche membraniforme supportant l'endothélium, mais demeure reliée du côté du tissu conjonctif avec les réseaux élastiques, sans disposition spéciale, qui entrent dans la constitution de ce dernier. De tels trajets lymphatiques ne sont point séparables du tissu connectif au sein duquel ils prennent naissance; une seule formation, la formation endothéliale, leur appartient en propre; toutes leurs autres tuniques, si compliquées qu'elles soient, répondant à des différenciations du tissu connectif effectuées sur une limite, qui est celle même du trajet. Les lymphatiques canaliculés et même les plus gros d'entre eux, tels que le canal thoracique, n'échappent pas à cette loi fondamentale de constitution. Le canal thoracique de l'Homme n'a point de tuniques propres, sa paroi est formée par une condensation du tissu conjonctif renfermant des éléments musculaires lisses, disposés dans toutes les directions possibles ; il n'est pas isolable, en réalité, du tissu conjonctif ambiant. Ce qui montre bien qu'il n'est autre chose qu'un point particulier du tissu conjonctif lâche ou de la nutrition, disposé en couche protectrice d'un trajet endothélial, c'est que ses parois sont pénétrées, sur nombre de points, par des pelotons de tissu adipeux. Sur le Chien même, chez lequel le cours de la lymphe n'est pas forcé de remonter aussi directement contre la pesanteur, la musculature du canal thoracique est réduite à son minimum et l'endothélium repose simplement sur une lame élastique fenêtrée, doublée de quelques plans de fibres musculaires. En résumé, le système des canaux lymphatiques ne présente pas de différenciation majeure dans les éléments connectifs qui doublent sa formation endothéliale. Tous les canaux sont accessibles, sur des points quelconques de leur trajet, aux cellules migratrices qui n'ont qu'une difficulté médiocre à surmonter pour atteindre la ligne endothéliale et la perforer par les mouvements amiboïdes qui leur sont propres. Il s'agit, en définitive, d'un système de drains poreux plongés dans le tissu conjonctif et limités simplement par un endothélium qui n'est nullement une entrave à l'accès des éléments migrateurs.

Tout autre est le système sanguin. Si nous considérons les capillaires, nous voyons que ces derniers sont l'origine d'un mouvement bien connu, le mouvement de diapédèse, dirigé de leurs espaces interorganiques vers les espaces interorganiques ambiants. Mais le mouvement inverse, c'est-à-dire l'entrée continuelle de cellules migratrices du tissu connectif dans les canaux, au lieu d'être ici la règle, devient au contraire l'exception. Les vaisseaux sanguins constituent, en effet, un système clos, limité exactement du côté du tissu connectif dans lequel ils se distribuent. C'est pour cette raison que, soit par des tractions, soit par des dissociations ménagées, on peut toujours arriver à mettre en liberté les vaisseaux sanguins, même capillaires, et à étaler leurs ramifications sur une lame de verre; tandis que c'est en vain qu'on chercherait à effectuer le même isolement pour des troncs ou des capillaires lymphatiques.

C'est ainsi qu'on voit les capillaires embryonnaires du système enveloppant du cristallin, par exemple, végéter en liberté dans le corps vitré de l'œil formé par une masse gélatineuse, au sein de laquelle on ne rencontre encore que quelques cellules migratrices absolument indifférentes. Ces vaisseaux ont donc une limite propre qui les isole et leur donne leur individualité. Eberth (1) prenant pour point de départ les figures endothéliales dessinées par l'argent, admet que cette limite n'est autre chose que celle formée par les cellules endothéliales soudées entre elles. Mais cette opinion, à notre avis, ne peut être soutenue. D'une part, les expériences déjà anciennes de Chrzonszczewsky (2) ont fait voir que lorsque l'endothélium a été enlevé mécaniquement, les capillaires conservent encore la forme qui leur est propre et sont limités par une membrane tubuliforme d'une grande minceur, sans structure et présentant les autres carac-

(1) Eberth. *Ueber den feineren Bau der Blutcapillaren bei der Wirbelthieren.* Centralblatt, 1865.

(2) Chrzonszczewsky. *Ueber die feinere Structur der Blutcapillaren.* Archives de Virchow, 1866, vol, 35, page 169.

tères ordinaires des membrànes vitrées (1). L'existence de cette vitrée est du reste mise en lumière par ce fait que, même dans les pièces anatomiques altérées par la putréfaction, les capillaires restent isolables avec leurs limites et leur apparence régulière, et cela à un moment où tous les endothéliums ont subi la desquamation. Enfin, si les capillaires étaient exclusivement formés par des cellules soudées, les réactifs qui, comme l'alcool au tiers ou mieux la potasse à 40 °/o, dissolvent les ciments interépithéliaux et mettent les cellules épithéliales en liberté, feraient subir aux capillaires une désintégration véritable et comme une sorte de fonte. Or, tous les histologistes savent qu'il n'en est nullement ainsi. Nous sommes donc forcé d'admettre que les capillaires sont limités par une membrane très mince : et nous donnons à cette membrane le nom de vitrée, parce qu'au point de vue morphologique et histochimique, elle apparaît

(1) On appelle membranes vitrées certaines couches hyalines qui siègent à la limite d'un épithélium et de la lame conjonctive qui le supporte. A cause même de ces rapports on a quelquefois appelé ces membranes : *membranes basales*, voulant indiquer par là les rapports qui les rattachent à l'épithélium et leur parenté avec les cuticules. Parmi ces dernières, on peut citer le plateau strié des cellules de l'intestin (plateau cuticulaire), la base d'insertion de certaines cellules (plateau basal), l'enveloppe (capsule) des vésicules adipeuses, l'écorce striée et munie de pointes des cellules du corps muqueux de Malpighi. Toutes ces productions sont des différenciations de la périphérie des cellules, faisant encore corps avec ces dernières (exoplasmes, Hœckel) elles diffèrent donc des vitrées dont elles s'éloignent encore par leurs réactions : (coloration rose des vitrées, orangée des cuticules par le picro-carmin. Les alcalis détruisent immédiatement les cuticules, ils gonflent d'abord les vitrées et les détruisent par leur action prolongée).

comme l'analogue de la vitrée du derme, de la capsule du cristallin et de la membrane propre, hyaline et sans structure, qui sépare du tissu connectif les tubes contournés des glandes sudoripares. Il s'agit, en un mot, d'une formation servant de support à un plan épithélial (l'endothélium), et établissant entre cet épithélium et le tissu connectif sub-jacent une limite nette. La vitrée manque dans les capillaires lymphatiques, c'est pourquoi ils ne sont pas séparables du tissu conjonctif; elle existe dans les capillaires sanguins et c'est pourquoi on peut, dans presque tous les cas, isoler exactement ces derniers.

L'existence d'une pareille vitrée présente, au point de vue théorique, une grande importance. Chez les animaux supérieurs, sauf quelques cas particuliers, les productions vitrées sont réduites à l'état rudimentaire et il devient difficile de saisir les relations qui les unissent au tissu connectif sub-jacent. Mais chez certains animaux inférieurs, ces relations deviennent à la fois tout à fait évidentes et très instructives. Sur les coupes longitudinales ou transversales de l'intestin de l'*Hélix Pomatia* (1), l'épithélium cylindrique s'insère sur une épaisse couche sans structure, dont la hauteur est au moins égale au tiers de celle de l'élément épithélial implanté. De la face profonde de cette vitrée se dégagent les faisceaux bien connus du tissu connectif qui viennent s'y insérer ou plutôt y prendre naissance, comme les faisceaux connectifs du périchondre dans la substance

(1) Fixation par le bichromate d'ammoniaque à 2 0/0, gomme, alcool, coloration par le picrocarminate d'ammoniaque ou la purpurine. Sur les préparations colorées par l'éosine hématoxylique, la vitrée et les faisceaux connectifs qui en partent se colorent en bleu pâle exactement de la même façon.

fondamentale du cartilage hyalin. Dans ce cas particulier, la vitrée apparaît donc en réalité comme l'origine de ces fibres de toute longueur dont, partout ailleurs, on ne voit ni le commencement ni la fin. Chez les embryons de Poulet, c'est également la vitrée du derme qui, parmi toutes les substances fondamentales du feuillet moyen, apparaît la première. C'est cette vitrée qui, disposée autour du neuro-épithélium primitif du névraxe, l'enclôt et constitue ce que l'on connaît sous le nom de *membrana prima* de Hensen. Il suit de là que la vitrée du derme ou celle de la lamelle fibro-intestinale du feuillet muqueux, peuvent être considérées comme les premières substances fondamentales connectives apparaissant sur la limite du feuillet moyen et des feuillets épithéliaux.

L'observation faite sur l'Hélix conduit encore à accorder à cette formation une part prépondérante comme *primum movens* de la différenciation des éléments de la trame connective. Si maintenant nous considérons un capillaire vrai, limité par sa vitrée, entouré par la couche rameuse périvasculaire ou *périthélium* d'Eberth, et dont la lumière est limitée par un endothélium continu, caractéristique, nous trouvons dans ce capillaire le type le plus simple du vaisseau sanguin fondamental. Lorsque ce vaisseau deviendra une artériole, la vitrée va se doubler d'une couche musculaire continue formée d'éléments annulaires disposés en spirale. Nous verrons ces cellules musculaires se souder simplement à la vitrée, tandis que le périthélium s'en sépare et lui devient extérieur, montrant de la sorte son indépendance morphologique. Plus tard, quand le vaisseau deviendra une petite artère, c'est entre la vitrée et la couche musculaire qu'apparaîtra la formation endartérielle. Nous verrons aussi que dans cette production connective la trame conjonctive sera de plus en plus embryonnaire en se rapprochant de la vitrée et finira par rendre les parties les plus externes de cette dernière fibrillaires, et constituées par des faisceaux connectifs encore mal formés, qui de là se poursuivront periphériquement en prenant un caractère de plus en plus différencié. Ce qui précède fait donc prévoir que nous serons amené à considérer l'endartère comme prenant son point de départ dans la membrane propre commune des vaisseaux, comme l'avait d'ailleurs pressenti Henle, il y a déjà nombre d'années. Dans cette conception, la membrane commune ou l'endartère prend le caractère de ce que M. le professeur Renaut appelle une *pièce adventice d'adaptation* ; et l'on conçoit ainsi qu'il ne s'agisse pas ici d'une formation continue, présentant des caractères partout les mêmes et dans tous les points de l'arbre vasculaire indéfiniment ramifié. Nous verrons en effet l'endartère manquer presque absolument ou totalement même dans certains vaisseaux, chez certains animaux, — dans la plupart des artères d'un calibre inférieur à deux millimètres — et ces vaisseaux conserver alors, par certain côté, une structure embryonnaire. On sait, en effet, que l'endartère n'apparaît qu'assez tard dans le développement. Elle manque dans l'aorte du fœtus humain à terme, où l'endothélium repose directement sur la limitante élastique interne. Ce n'est qu'à partir des premières années de la vie que les éléments cellulaires de l'endartère apparaissent entre ces deux couches et vont en se multipliant régulièrement, de manière à atteindre une épaisseur plus grande, à mesure que croît l'âge du sujet, ainsi que Langhans l'a établi il y a déjà longtemps. Il est bien entendu qu'il s'agit d'un accroissement régulier, uniforme et d'ailleurs limité, se produisant en dehors de tout état pathologique.

L'apparition tardive de l'endartère dans l'évolution de l'individu comme dans celle de l'espèce, ainsi que tendent à nous le faire admettre quelques recherches faites sur divers animaux, permet de comprendre facilement la variabilité de structure que cette membrane peut présenter.

Quoi qu'il en soit, chez l'Homme notamment, et principalement dans les gros vaisseaux préposés à la distribution du sang, l'endartère prend une importance considérable. Cette importance est encore plus sensible au point de vue pathologique qu'elle n'est appréciable au point de vue physiologique, puisque chacun sait que là l'endartère, par ses lésions propres, devient l'instrument fondamental de la sénilité des artères, par ce seul fait qu'elle est le point de départ de l'athérome artériel.

Une formation aussi importante a été déjà bien étudiée ; cependant, il avait paru à M. le professeur Renaut, dans une nouvelle analyse qu'il fit de cette membrane, en 1878, que plusieurs points restaient encore à élucider, soit dans la distribution des cellules striées qu'il venait de découvrir, soit dans la disposition des autres couches cellulaires, bien plus compliquées qu'on ne l'avait cru jusqu'alors. C'est pourquoi notre excellent maître nous a conseillé cette étude comme sujet de notre thèse inaugurale ; après ce que nous avons dit plus haut, il ne nous reste plus qu'à exposer notre plan.

Le chapitre premier renferme un court aperçu historique, partant de la magnifique conception de l'endartère que donne Bichat dans son *Anatomie générale.*

Arrivant ensuite à l'analyse proprement dite, nous avons dû tout d'abord reprendre les observations précédentes sur le sujet, établir, soit sur des coupes, soit sur des lambeaux étalés et examinés à plat, la distribution des différentes couches et la forme des cellules qui les composent ; puis ces cellules une fois bien étudiées pour une couche donnée, nous avons dû voir si elles se laissaient ramener à des types déjà connus, ou bien, au contraire, si elles devaient former des éléments spéciaux propres à l'endartère : chercher, en un mot, leur signification morphologique. Les chapitres II, III, IV et V répondent à ces diverses questions, chacun d'eux étant plus spécialement consacré à la description d'une des couches que l'on rencontre successivement en allant de dedans en dehors.

Enfin, les conséquences des dispositions anatomiques décrites dans les chapitres précédents sont condensées et résumées sous forme de conclusions à la fin de ce travail.

Je me suis efforcé d'employer dans mes recherches des méthodes d'observation convergentes qui permettent de n'avancer que des faits en quelque sorte éprouvés et dégagés des accidents qu'auraient pu produire certains modes de préparations employés seuls. Les procédés délicats de technique que M. Renaut enseigne dans son laboratoire nous ont été d'un précieux secours, mais l'exposé des méthodes sera mieux placé dans le courant de ce travail à côté des résultats qu'elles nous ont permis d'obtenir.

Je suis heureux de pouvoir témoigner ici, à M. le professeur Renaut, ma vive reconnaissance pour tout ce que je lui dois ; ses conseils et sa bienveillante direction ne m'ont jamais fait défaut pendant tout le temps que j'ai passé dans son laboratoire, soit comme élève, soitcomme préparateur de son cours.

Que M. le professeur agrégé Chandelux, chef des travaux d'histologie, me permette de le remercier aussi de la bienveillance particulière avec laquelle il y a dirigé mes études.

CHAPITRE PREMIER

Historique.

SOMMAIRE. — Etude macroscopique de l'endartère : Bichat. – Découverte de l'épithélium (endothélium) des artères : Henle. — Kölliker, Ch. Robin, Remak, Gimbert. — Etude de l'endothélium par les imprégnations au nitrate d'argent : Hoyer, Auerbach, Eberth, Aeby, Chrzonszczewsky. — Figures étoilées obtenues par l'argent dans l'endartère : Langhans. — Ranvier, Stroganow, J. Renaut.

Bichat (1), en disséquant des artères d'un certain calibre, parvint à isoler une couche interne continue d'une grande minceur et d'une grande transparence, très friable et se laissant facilement déchirer suivant la direction du vaisseau, enfin, de couleur blanche et d'un aspect tout à fait homogène.

Cette couche tapisse les cavités gauches du cœur, les veines pulmonaires et les artères, on peut la suivre, très peu modifiée dans la structure, sinon dans ses aptitudes pathologiques, dans les veines, l'artère pulmonaire et les cavités du cœur droit ; Bichat consacra ces

(1) Bichat. *Anatomie générale appliquée à la Physiologie, etc.*, Paris. An X (1801).

deux divisions du système en donnant à la première portion, celle qui doit nous occuper, le nom de *membrane commune du système à sang rouge*, à la seconde, celui de *membrane commune du système à sang noir*.

Quelle est la nature de cette membrane commune ? Bichat tend assez volontiers à la rapprocher des séreuses « elle est lisse et à tissu uniforme comme une séreuse » (2), dit-il, mais il se garde bien de la regarder comme une séreuse vraie, et, indécis sur sa véritable nature, il la range avec la tunique fibreuse (tunique moyenne des auteurs actuels) dans « un tissu à part dans l'économie, tissu qui a des caractères exclusivement distinctifs » (2).

Après Bichat, la question resta longtemps stationnaire; le mémoire de Henle (3) mentionnant pour la première fois la présence d'un épithélium à la face interne des vaisseaux, est, à proprement parler, le premier travail *histologique* que nous ayons à signaler et son *Anatomie générale* (4), parue peu après, renferme une description fort détaillée de la structure des artères pour le point particulier qui nous occupe. Henle reconnaît plusieurs couches dans la portion des artères comprise entre la lumière du vaisseau et la couche de fibres annulaires ; ce sont : 1° l'épithélium, 2° la tunique striée, 3° la tunique à fibres longitudinales. L'épithélium est décrit avec une

(1) *Anat. génér.*, tome II, page 289.

(2) *Anat. générale*, t. II, page 292.

(3) Henle. *Über die Ausbreitung des epithelium, etc.*, Muller's, archiv., 1838.

(4) Henle. *Allgemeine Anatomie*. Leipzig, 1841. Traduction française par Jourdan, 1843, Paris.

admirable précision, si l'on tient compte des moyens dont disposait l'auteur (1), la forme régulièrement elliptique ou rhomboïdale des cellules est signalée, aussi bien que leur minceur qui les fait prendre, lorsqu'on les voit de champ, pour des fibres un peu renflées au milieu par la présence d'un noyau. Henle ne put pas suivre cet épithélium jusque dans les capillaires où il vit cependant ses noyaux, mais il les rapporta à tort à la membrane propre des capillaires. D'autre part, préoccupé d'expliquer la formation des couches sous-jacentes à l'épithélium, il admit que ce dernier, par résorption des noyaux, forme une mince membrane continue, dans laquelle se déposent de fines fibres aplaties, toutes longitudinales, qui donnent à cette membrane un aspect strié; et que la tunique striée résulte de l'accumulation de semblables membranes superposées, venues toutes de l'épithélium.

Dans la profondeur de la tunique striée, ces membranes, primitivement continues, se résorbent par places, laissant d'étroites fentes entre deux fibres voisines, ce qui conduit finalement à la formation de membranes fenêtrées qui forment un passage aux fibres longitudinales, plus épaisses, de la troisième tunique. Ces dernières dessinent des réseaux à mailles rhomboïdales, allongées, à grand axe longitudinal, mais, à mesure que l'on atteint un vaisseau de plus fort calibre, une grande partie d'entre elles prennent une direction transversale.

Bien des caractères rapprochent ces fibres des fibres

(4) Henle ne connaissait pas les imprégnations au nitrate d'argent indispensables pour bien mettre en évidence les limites des cellules endothéliales.

élastiques, comme ces dernières elles se roulent en crosse lorsqu'elles sont brisées, comme elles, elles résistent à l'action de l'acide acétique, comme les fibres élastiques, elles ont des contours bien marqués et leur cassure est nette et brillante, cependant, Henle ne se prononce pas catégoriquement sur leur nature. Disons dès maintenant que les idées de Henle touchant la genèse des lames striées aux dépens de l'épithélium, furent bientôt vivement combattues par Kölliker dans la première édition de son *Traité d'histologie* (1).

En 1849, dans une courte note de la *Gazette Médicale* (2), M. Charles Robin refuse la valeur d'une tunique à l'épithélium, pensant qu'il ne se trouve que par places, à la façon d'un revêtement discontinu, dans le système artériel, et ramène les deux couches suivantes de Henle à une seule, à laquelle il donne le nom, très bien choisi de *Tunique de Bichat*.

La même année Kölliker (3) publiait un travail étendu sur les fibres musculaires lisses, et décrivait comme telles certains éléments fusiformes qu'il avait rencontrés dans la tunique interne de l'axillaire et de la poplitée de l'homme. Cette découverte fut confirmée l'année suivante par Remak (4), qui l'étendit aux artères mésentériques des mammifères. Malheureusement le texte ne

(1) Kölliker. *Eléments d'histologie*. Trad. française, 1855.

(2) Ch. Robin. *Sur la structure des artères, etc.* Société de Biologie, in *Gazette Médicale* de Paris, 1849.

(3) Kölliker. *Beiträge zur Kenntniss der glatten Muskeln. Zeitschrift für wissens. Zoologie*, tom. I. 1849.

(4) Remak. *Histologische Bemerkungen über die Blutgefässwände, Muller's*. Archiv. für Anat. 1850.

s'explique pas très longuement sur la forme de ces fibres musculaires et l'absence de planches ne permet pas de le compléter. Quoi qu'il en soit, Remak fixe définitivement à trois le nombre des tuniques artérielles, la tunique interne comprenant tout ce qui se trouve entre l'épithélium et les fibres annulaires, et il rattache à cette tunique interne l'épithélium qu'il désigne sous le nom de *couche celluleuse*, mot malheureux qui peut prêter à une confusion avec la tunique externe.

La méthode employée par Gimbert (1) dans ses recherches sur la structure des artères, méthode qui consistait principalement dans l'examen de coupes longitudinales et transversales, ne lui donna pas des résultats bien nouveaux pour la structure de la tunique interne; comme son maître, M. Robin, Gimbert considère cette dernière comme striée et fibroïde et non fibrillaire, comme lui il remarque qu'elle se gonfle très peu sous l'action de l'acide acétique, mais il est un point important qu'il fait ressortir pour la première fois, à savoir, les rapports de la tunique interne avec la tunique moyenne. Il montre, en effet, vers la limite externe de l'endartère un réseau formé de fibres élastiques puissantes, la plupart transversales, qui vont se perdre dans les lames élastiques de la tunique moyenne, et se confondent si bien avec ces dernières qu'elles établissent entre ces deux couches un système unissant d'une extrême solidité. Quant à fixer à laquelle des deux tuniques appartient ce réseau, c'est là une question fort difficile, dont Gimbert se tire assez habilement en créant

(1) Gimbert. *Mémoire sur la structure et sur la texture des artères. (Journal de l'Anat. et de la Physiol.*, de Ch. Robin, 1865).

le nom de *réseau élastique intermédiaire.* Nous verrons plus tard si l'on ne peut arriver à trancher cette question d'une manière moins prudente. D'ailleurs, cette formation intermédiaire n'est pas partout la même, c'est dans l'aorte qu'elle se déploie avec la plus grande richesse ; à mesure qu'on s'avance vers la périphérie on voit le nombre et la grosseur des fibres diminuer graduellement, de telle sorte que, très netencore dans l'axillaire et l'iliaque externe, ce réseau disparaît dans les collatérales des doigts, et que la tunique interne repose directement sur la tunique moyenne dont elle n'est séparée que par une épaisse ligne élastique. Gimbert a parfaitement vu et décrit toutes ces dispositions, il a remarqué aussi que dans des artères assez volumineuses, mais construites plutôt sur le type musculaire que sur le type élastique, comme la carotide externe et ses branches, le réseau intermédiaire diminue rapidement pour bientôt disparaître. N'est-ce point là une première indication de cette loi que, dans l'endartère, — car nous y faisons rentrer le réseau intermédiaire de Gimbert, — la richesse des réseaux élastiques varie proportionnellement à la richesse de ces mêmes réseaux dans les autres tuniques, considérées au même point. Ce fait s'explique aisément, d'ailleurs, par la nécessité pour les diverses tuniques de posséder des coefficients d'élasticité assez voisins dans un point donné, pour éviter des décollements qui, autrement, ne manqueraient pas de se produire.

Nous arrivons maintenant à une période importante, dans laquelle la création de méthodes histologiques nouvelles apporta un précieux concours à l'étude des vaisseaux. Recklinghausen venait de découvrir l'action du nitrate d'argent sur les tissus. Hoyer (1), imprégnant des vaisseaux avec une solution argentique, démontra jusque dans les capillaires, l'existence de lignes de ciment limitant indubitablement des cellules ; la continuité du revêtement épithélial des vaisseaux ne pouvait plus soulever de doute, la découverte de Henle, déjà vieille de près de trente ans, était confirmée et, en même temps, étendue à tout l'arbre vasculaire. La même année, et presque en même temps que Hoyer, Auerbach (2), annonça des résultats identiques obtenus par les mêmes méthodes ; enfin Eberth (3), Aeby (4) et Chrzonszczewsky (5) apportèrent bientôt de nouvelles contributions à cette étude, si bien que la question fut, dès son début, amenée à un degré de perfectionnement avancé.

En France, Charles Legros (6) reprit ces recherches en les poursuivant dans un grand nombre d'espèces, appartenant à des types très différents, et montra que les données acquises par l'étude des animaux supérieurs étaient générales, et s'appliquaient à tous les groupes des Vertébrés.

(1) Hoyer. *Archiv für Anat.*, 18 janvier 1865.

(2) Auerbach. *Breslauer Zeitung.* 17 févr. 1865.

(3) Eberth. *Sitzungsberichte der Physical Med. Gesellschaft zu Würzburg*, 18 fév. 1865.

— *Medicinisches Centralblatt*, nov. 1865.

— *Uber den Bau und die Entwick. der Blutcppillaren Wurzburger, naturwis.* Zeitschrift, 1866.

(4) Aeby. *Medicinisches Centralblatt*, nov. 1865.

(5) Chrzonszczewsky. — *Virchow's. Archiv.* T. xxxv, 1866.

(6) Ch. Legros. Note sur l'épithélium des vaisseaux sanguins. (*Journ. de l'Anat. et de la Physiol.*, 1868.

Mais en même temps que l'étude de cet épithélium était poussée plus loin, on s'aperçut qu'il était difficile de le conserver dans la nomenclature à côté des épithéliums pavimenteux où Henle l'avait placé, et dont il s'éloigne à la fois par sa disposition en une seule couche, par les caractères physico-chimiques spéciaux de ses cellules, et probablement aussi par un mode de desquamation et de renouvellement spécial.

Auerbach proposa le nom de périthélium, mais cette tentative ne fut pas couronnée de succès ; Kölliker en fit un épithélium faux, *epithelium spurium*, et le nom d'épithélium est encore conservé par quelques histologistes modernes ; enfin, His (1) le rangea avec les épithéliums des séreuses, des cavités articulaires et d'autres cavités interstitielles, sous le nom d'*endothelium*. Ce terme, bien que étymologiquement assez mal choisi, et en outre, appliqué à des formations de valeur morphologique différente, est resté.

Les méthodes d'imprégnation par l'argent conduisirent encore à de nouveaux résultats, d'une haute importance pour la structure des artères ; Langhans (2), en employant des solutions faibles de nitrate d'argent (3), arriva à mettre en évidence, dans la tunique interne de l'aorte un réseau blanc sur fond noir, analogue à celui qu'on obtient par la même préparation dans la cornée. Le pro-

(1) His, *Die Häute und Höhlen des Korpers*, Bâle 1865.

(2) Langhans. *Beitræge zur normalen und pathol. Anat. der Arterien.* — *Virchow's Archiv.* V. XXXVI, 1866.

(3) Langhans faisait une solution de 6 grains de nitrate d'argent pour 5 onces d'eau, ce qui donne une solution à 2 pour 1000.

blème que His et Recklinghausen s'étaient posé devant de semblables figures, se présenta de nouveau à l'esprit de Langhans. Ces réseaux étaient-ils formés de cellules ramifiées, laissées indemnes par le réactif comme le pensait His, ou bien correspondaient-ils à des canalicules creux, formant à leurs points de rencontre des confluents étoilés, en partie remplis par des cellules, comme le voulait Recklinghausen ?

Langhans colorant par le carmin de très fines préparations de l'endartère, y démontra l'existence de cellules dont le corps, plus ou moins stellaire, correspondait très bien comme forme et comme étendue aux espaces étoilés du réseau, en même temps qu'on en voyait partir des prolongements, qui, pour le nombre et la direction, reproduisaient fidèlement l'aspect des canaux étroits ; et il admit, de plus, que ces cellules occupaient toute l'étendue de ces espaces stellaires, donnant de ce fait cette preuve excellente, tirée de ses études pathologiques, que, lorsque les cellules ramifiées subissent la dégénérescence graisseuse, les gouttelettes de graisse se répandent uniformément dans leur protoplasma, jusqu'au voisinage de leur surface, ne laissant pas, entre la substance fondamentale et cette surface, le moindre petit espace vide. Mais après avoir démontré d'une manière inattaquable l'identité du réseau cellulaire avec celui que dessine le nitrate d'argent, et en même temps l'absence absolue de tout vide entre les cellules et les parois des prétendus canaux; Langhans, par une interprétation que l'on ne s'explique pas aisément, admit que ces cellules étaient creuses et laissaient circuler dans leur intérieur les sucs nourriciers.

MM. Ranvier et Cornil (1) confirmèrent peu après les recherches de Langhans, et décrivirent comme lui dans l'aorte, des cellules ramifiées, aplaties, à noyau lenticulaire, analogues aux cellules fixes du tissu conjonctif.

Stroganow (2), désireux de vérifier directement, s'il était possible, l'existence de canaux du suc dans l'endartère, essaya tout d'abord de pousser des injections colorées dans cette membrane, sans arriver jamais à y dessiner aucune ligne qui révélât l'existence de canaux préformés; toujours l'injection se répandait uniformément après avoir dissocié et brisé les tissus sur son passage. Reprenant ensuite une expérience de Rajewsky sur la pénétration d'un liquide coloré dans les lymphatiques du diaphragme sous la seule pression d'une faible couche de ce liquide, il ne put arriver à aucun résultat avec le liquide de Rajewsky, et, s'il fut plus heureux avec le bleu de Prusse (3), il démontra aisément que les dessins bleus, simulants plus ou moins des réseaux, obtenus par ce procédé, étaient dus simplement

(1) Ranvier et Cornil. Contributions à l'histologie norm. et path. de la tunique interne des artères et de l'endocarde. — *Archiv. de Physiol.* T. I., 1868.

(2) Stroganow. *Recherches sur l'existence de canaux lymphatiques*, etc. Travaux du laborat. d'histologie du Collège de France, 1876.

(3) Stroganow remplit de bleu de Prusse un segment d'aorte dont tous les orifices, sauf un qui communique avec le dehors par un tube de verre, sont fermés par des ligatures; il le place dans un flacon où l'on fait le vide, la pression diminue dans le flacon, et l'aorte dans laquelle on continue à verser du liquide à injection se gonfle jusqu'à recouvrer ses dimensions normales; dans ces conditions, l'endartère n'étant plus comprimée par l'élasticité des autres tuniques, on comprend que ses canaux lymphatiques, s'il en existe, puissent se remplir de la matière à injection, comme le faisaient ceux du diaphragme, dans l'expérience de Rajewsky.

à des dépôts de la matière colorante dans des plis de la surface, plis qu'il était facile d'effacer avec de l'acide acétique, qui, en gonflant la membrane, faisait disparaître les irrégularités de sa surface, et, du même coup, la prétendue injection. Le même auteur (1) décrivit aussi dans la tunique interne de nombreux globules blancs accompagnés de globules rouges, et il fait jouer à ces éléments un rôle important dans l'endartérite ; quoiqu'il en soit nous les avons toujours retrouvés dans l'aorte de l'homme, où ils existent en quelque sorte à l'état normal. Qu'il nous suffise, comme preuve de cette opinion, de signaler leur présence dans l'aorte d'une jeune femme de 19 ans, chez laquelle on ne pouvait pas trouver la moindre lésion des vaisseaux.

Le traité techniqne d'histologie de M. Ranvier (1) est le premier ouvrage classique dans lequel on trouve une bonne description de l'endartère, basée sur les travaux récents, y compris ceux de l'auteur lui-même, sur ce sujet.

Enfin, en 1878, M. le professeur Renaut (3) montra que les cellules ramifiées de la tunique de Bichat peuvent devenir le siège d'une différenciation assez élevée, et notamment, présenter une fine striation longitudinale qui les rapproche assez des fibres cellules étoilées décrites par M. Ranvier dans la tunique moyenne des artères. Comme ce sont les recherches de M. Renaut qui ont servi

(1) Stroganow. *Origine des éléments cellulaires dans l'endartérite.* Travaux du labor. d'histol. du Collège de France, 1876.

(2) *Traité technique d'histologie*, par L. Ranvier, Paris, 1875.

(3) *Note sur l'anatomie générale de l'endartère*, par J. Renaut. Soc. de Biologie, 27 avril, 1878. *Gaz. Méd.*

de point de départ aux nôtres, nous reproduisons ici la note qu'il présenta à ce sujet à la Société de Biologie.

« Les artères destinées à la distribution du sang sont munies d'une endartère épaisse, au sein de laquelle l'argentation montre un réseau cellulaire très compli-pliqué, formé par des éléments plats, munis de longs prolongements anastomosés entre eux dans divers plans. L'on sait actuellement que ces réseaux sont formés par des cellules, laissées en blanc par l'argent et ne répondent nullement à des canaux, comme le pensait Langhans dans ses premières recherches. Mais on est en droit de se demander si ces longues cellules plates étoilées, anastomosées entre elles par des prolongements membraniformes et filiformes, sont des cellules du tissu connectif, ou si elles ont une autre signification.

Quelle que soit l'analogie de forme existant entre les cellules connectives du tissu cellulaire lâche et celles de l'endartère, ces dernières se comportent si différemment des cellules connectives en présence de l'inflammation, que leur identité avec celles-ci paraît assez discutable. Les cellules de l'endartère ne réagissent que peu ou point devant l'inflammation. Au voisinage des plaques d'endartérite, elles se chargent simplement de granulations graisseuses. Dans l'endartère de l'aorte, si on les examine en dehors d'un point envahi par l'athérome, on reconnaît que nombre d'entre elles sont chargées, tout autour du noyau, de pigment jaune identique à celui qu'on trouve accumulé dans le voisinage des noyaux des segments cellulaires cardiaques.

Stroganow avait indiqué de son côté que ces éléments

cellulaires, souvent gigantesques, ne prennent jamais l'apparence de cellules à noyaux multiples.

Si maintenant nous enlevons, à l'aide d'un lavage au pinceau, l'endothélium aortique, et si l'aorte saine du Veau, du Mouton ou de l'Homme adolescent est durcie (dans l'alcool, la gomme et l'alcool), après avoir été traitée de cette façon, il devient facile, à l'aide de pinces et en opérant sous l'alcool, d'enlever des lambeaux d'endartère d'une délicatesse extrême, qui sont ensuite colorés au picro-carminate ou à l'éosine et examinés dans la glycérine neutre ou salée.

Sur les coupes colorées au picro-carminate, l'on voit que les cellules ramifiées sont comprises dans l'intervalle des couches élastiques granuleuses et très délicates de l'endartère. Elles forment des lits réguliers. Leur corps est étoilé et donne naissance à de longs prolongements anastomosés, soit dans le même plan, soit dans un plan inférieur ou supérieur, avec les prolongements similaires émanés d'autres cellules. Chacun des noyaux est entouré d'un fuseau de protaplasma renfermant des granulations ambrées plus ou moins nombreuses.

Au centre de ce fuseau se trouvent, soit un seul noyau mucléolé, soit deux noyaux. Ces noyaux affectent souvent des formes bizarres, comme s'ils avaient été sollicités par les prolongements du protoplasma. Ils reproduisent vaguement, en un mot, les figures semblables de l'élément rameux étoilé.

Mais, ce qui m'a paru remarquable, et ce qui, à ma connaissance, n'a encore été noté par aucun anatomiste, c'est que le protoplasma de la cellule, disposé autour du fuseau granuleux périnucléaire, présente une striation longitudinale, d'une régularité et d'une netteté parfaites. De la sorte, ce protoplasma est divisé en une série de baguettes cylindriques juxtaposées, tout à fait comparables aux cylindres primitifs des fibres musculaires lisses.

Quand la cellule se divise et se branche pour constituer les prolongements rameux qui s'étendent dans tous les sens, les cylindres protoplasmiques se divisent, eux aussi, en deux groupes ; le premier s'engage dans l'une des branches de division, le second dans l'autre. Enfin, il existe des cylindres qui, s'infléchissant au niveau de la bifurcation, passent d'une branche dans l'autre ; ces trois ordres de cylindres protoplasmiques circonscrivent donc sur ce point un très petit triangle curviligne dont la base répond à la bifurcation, le sommet regardant le corps même de la cellule.

Le picro-carminate d'ammoniaque teint en jaune orangé le protoplasma strié des cellules de l'endartère, l'éosine le colore en rose vif. Le noyau n'est pas plus coloré que le protoplasma, dans ce dernier cas ; il est coloré vivement, au contraire, par le carmin dans le premier.

Il résulte de ce qui précède, que les cellules de l'endartère qui répondent aux figures réservées en blanc par l'argent, diffèrent sensiblement des cellules connectives; et que, par leur striation longitudinale et leurs caractères microchimiques, *elles semblent plutôt analogues à des cellules contractiles*, à celles de la tunique moyenne de l'aorte en particulier, décrites dans ces derniers temps par M. Ranvier comme des cellules musculaires striées longitudinalement et irrégulièrement rameuses. »

Il nous reste à citer, pour terminer cet aperçu historique, un travail de MM. Retterer et Ch. Robin (1), qui renferme une bonne étude des fibres élastiques dans les parois artérielles et veineuses. Les résultats obtenus par ces auteurs ont peu d'importance pour le point particulier de notre étude.

(1) Retterer et Ch. Robin. — Note sur la distribution des fibres élastiques dans les parois artérielles et veineuses. — *Journal de l'Anat. et de la Physiol.* Mars 1884.

CHAPITRE II

La formation endothéliale et ses rapports avec l'endartère

SOMMAIRE. — Etude générale de l'endothélium. — C'est une formation autonome expériences de Ranvier sur l'endothélium des séreuses par la méthode de Schweiger-Seidel). (Cellules à 2 noyaux). — Etude d'une artériole imprégnée d'argent ; continuité du ciment interendothélial avec le ciment intermusculaire. — Endartère de la pulmonaire adulte : la couche sous-endothéliale ne renferme jamais d'éléments migrateurs. La signification morphologique de cette couche sous-endothéliale est à rechercher.

On sait, depuis la découverte de Hoyer, que si l'on traite par le nitrate d'argent des artérioles ou des capillaires, on peut observer sur le trajet de ces vaisseaux des figures assez régulières, limitées par des lignes d'argent réduit. On peut facilement traiter par ce réactif des membranes minces, comme le mésentère d'une Grenouille, par exemple (1), et si l'on observe une telle membrane ainsi préparée, après avoir eu soin d'enlever

(1) On plonge le mésentère d'une grenouille pendant une heure environ dans une solution de nitrate d'argent à 1 pour 500, puis on le porte dans de l'eau distillée où il est maintenu douze heures ; le revêtement endothélial propre du mésentère chassé au pinceau, on observe dans le baume ou dans la glycérine.

par le pinceau l'endothélium qui recouvre ses deux faces, on peut voir les capillaires contenus dans son épaisseur parfaitement imprégnés et propres à l'étude.

L'argent dessine à l'intérieur de ces vaisseaux des lignes noires, très fines, légèrement tremblées, qui circonscrivent des figures polygonales ou fusiformes, dans chacune desquelles on peut, soit par la purpurine, soit par le carmin oxalique, soit par d'autres réactifs, faire apparaître un noyau ovale, allongé dans le sens de la figure. Chacun de ces noyaux individualise un élément cellulaire, dont les limites sont précisément indiquées par les lignes d'argent réduit, et que l'on appelle cellule endothéliale. Ces cellules, constituées par une lame de protoplasma d'une épaisseur très faible mais très égale, et qui n'est troublée que par la présence du noyau au centre de l'élément, ont la forme de polygones à côtés rectilignes, étirés en long, ou mieux à cause de leurs angles mousses et arrondis, de fibres fusiformes, d'une longueur variable, mais à peu près constante pour chaque ordre de vaisseau. Elles forment au vaisseau un revêtement continu, les extrémités effilées des unes venant s'intercaler dans l'angle formé par l'écartement des pointes de deux autres cellules accolées.

Dans les capillaires, leurs dimensions sont assez considérables, de telle sorte qu'elles sont obligées de se recourber sur elles-mêmes, suivant leur petit diamètre, pour se plier au calibre du vaisseau, et qu'elles prennent alors la forme de segments de cylindres plus ou moins régulièrement taillés en biseau à leurs extrémités. Il peut même arriver que, dans les plus petits capillaires, les deux bords d'une cellule marchant l'un au devant de l'autre, arrivent au contact, de telle sorte que la cellule forme ainsi à elle seule le revêtement intérieur de tout le pourtour d'un capillaire sur une courte portion de son trajet.

Par le mode de préparation simple que nous venons d'indiquer, on obtient pour les limites des cellules des lignes tremblées ou en zigzags ; cela tient à ce que les parois du tube capillaire sont revenues sur elles-mêmes et ont plissé les éléments endothéliaux. Chrzonszczewsky a indiqué une méthode qui permet d'éviter cet inconvénient. Il pousse dans les vaisseaux une injection de gélatine additionnée d'une solution argentique : ce mélange remplissant exactement les vaisseaux, empêche leurs parois de revenir sur elles-mêmes et les contours des cellules sont alors parfaitement rectilignes. Nous avons dit, dans l'introduction, comment la méthode de Chrzonszczewsky permet, en outre, de conclure à l'existence d'une paroi propre des capillaires que nous avons regardée comme une vitrée ; nous n'y reviendrons pas ici, mais il est encore un point important à signaler, c'est l'existence de taches sombres ou de cercles clairs, bordés de noir, qui siègent, soit sur les lignes de ciment, soit dans l'épaisseur même des cellules endothéliales, et auxquels J. Arnold (1), qui les a découverts, a donné le nom de stomates ou de stigmates, suivant leurs dimensions. On a considéré ces stomates comme des trous préformés destinés à donner passage aux globules blancs dans le phénomène de la diapédèse,

(1) J. Arnold, *Ueber die Beziehung der Blut und Lymphefässe zu den Saftkanælchen*. Arch de Virchow, 1874. t. LXII, p. 157.

mais il est bien plus probable que ces perforations sont extemporanées et effectuées par les globules blancs au moment où, à l'aide de leurs mouvements amiboïdes, ils se frayent une route à travers l'endothélium. En outre, beaucoup de points noirs observés dans les imprégnations doivent être rapportés à la réduction du nitrate d'argent dans des parcelles d'albumine, car on en trouve un bien moins grand nombre lorsqu'on a employé pour la préparation, au lieu de nitrate, des sels d'argent à acide organique, lactate ou picrate, par exemple (2). Il ne reste plus à signaler que quelques fragments endothéliaux qui ne paraissent pas pourvus de noyau, ce sont les segments intercalaires d'Auerbach.

Sur les artères recueillies peu de temps après la mort, comme on peut facilement s'en procurer chez les animaux de boucherie, il est facile de faire de bonnes préparations de l'endothélium. Pour cela, l'aorte étant imprégnée suivant la méthode ordinaire, il suffit de la laisser tremper quelques heures dans l'eau distillée pour pouvoir enlever ensuite facilement de grands lambeaux d'endothélium, très suffisants pour l'étude. On voit alors que les cellules endothéliales présentent des dimensions bien moindres que dans les capillaires; leur aspect est aussi plus nettement fusiforme et leur régularité est très grande. En raison de la grande courbure des surfaces qu'elles ont à recouvrir, elles ne sont plus incurvées sur elles-mêmes comme dans certains capillaires, mais présentent au contraire une surface parfaitement aplatie. On peut aussi préparer les cellules

(2) Alferow. Nouveaux procédés pour les imprégn. à l'argent. Arch. de Physiol. 1874, p. 694.

endothéliales sans recourir aux imprégnations d'argent, les réactifs ordinaires (carmin) les colorent suffisamment pour permettre d'en prendre une bonne idée, et c'est à l'aide de ces réactifs que Henle était arrivé à les reconnaître, il y a déjà cinquante ans, et avait pu en donner des figures parfaites. Dans les artères examinées 24 heures après la mort l'endothélium manque fréquemment, mais il faut accuser de cette disparition bien plus souvent le manque de précautions que les phénomènes cadavériques seuls, et, si au lieu de laver les artères à grande eau, comme on est si souvent tenté le faire lorsqu'on vient de les recueillir dans une autopsie, on les plonge dans un cristallisoir plein d'eau, où on les agite doucement pour enlever le sang qui les souille, on trouve presque constamment l'endothélium en très bon état, ainsi que je m'en suis assuré souvent. Aussi est-il fréquent de rencontrer sur des coupes la lumière du vaisseau limitée par l'endothélium, et, dans ce cas, sur des coupes bien perpendiculaires à la surface, on voit ce dernier former un double contour brillant, appliqué comme un vernis sur les couches les plus internes, et gonflé çà et là par la présence d'un noyau ovale, contenu dans son épaisseur, qui fait une légère saillie dans l'intérieur du vaisseau. La figure 3, pl. III, représente cet endothélium, très visible, sur une coupe longitudinale d'une collatérale des doigts.

La formation endothéliale des vaisseaux est autonome, c'est-à-dire que tout porte à penser qu'elle se régénère par elle-même ; en effet, elle forme constamment un plan unique de cellules, ne présentant jamais vers sa partie profonde des cellules de remplacement comme certains épithéliums ; de plus, les cellules migratrices venues de la profondeur, ne l'abordent que rarement et ne peuvent pas jouer vis-à-vis de lui le rôle que remplissent dans l'épiploon, par exemple, les cellules intercalaires. Par analogie et en leur appliquant les données acquises pour l'endothélium du péritoine (1), on peut admettre que ces cellules se multiplient par division ; déjà, Legros avait remarqué que, dans les animaux jeunes, bien des cellules ont des dimensions moindres que leurs voisines ; mais n'ayant jamais pu constater un cas de segmentation indubitable, il préféra croire que ces petites cellules se formaient librement et s'intercalaient entre les préexistantes. Je n'ai pu malheureusement obtenir sur la question aucune donnée nouvelle.

Quant au mode de mort de ces éléments, il consiste très probablement en une désintégration moléculaire lente et non en une desquamation de cellules isolées ou de plaques de cellules. La présence d'éléments de tel volume créerait en effet à la circulation capillaire de réels dangers, on sait, en outre, que la moindre lésion de l'endothélium est suivie de la formation d'un thrombus blanc (2).

La couche endothéliale repose sur une membrane spéciale qui la sépare des formations cellulaires de l'endar-

(1) M. Ranvier, appliquant la méthode suivante, due à Schweiger-Seidel, put constater des preuves convaincantes de la division des cellules de l'endothélium du péritoine : Le mésentère d'un jeune animal est imprégné au nitrate d'argent, puis coloré au carmin, on le tend sur une lame de verre ; l'endothélium étant en contact avec le verre. On laisse sécher, puis on arrache la membrane et l'endothélium reste seul adhérent au verre, sans former un seul pli.

(2) Zahn. *Revue de la Suisse Romande*, 1881.

tère. Si l'on examine des artérioles imprégnées d'argent et fixées à l'état d'extension en conservant ainsi leurs lumière déployée, puis colorées par le picro-carmin ou la glycérine hématoxylique, ou l'éosine hématoxylique, on peut constater des particularités intéressantes (1). Au-dessous des traits noirs des cellules endothéliales, on aperçoit dans les intervalles des cellules musculaires d'autres lignes de ciment qui croisent les premières à angle droit, de telle sorte que les cellules endothéliales et les cellules musculaires semblent former deux plans superposés très exactement. Ce n'est que sur les coupes optiques longitudinales du vaisseau, que l'on voit filer une bande homogène entre les fibres musculaires et le plan endothélial. Elle se présente sous la forme d'une ligne hyaline sans structure, ne renfermant jamais dans son épaisseur ni cellules conjonctives, ni éléments migrateurs, et qui ne se colore pas en jaune par le picro-carmin, ou en rouge par l'éosine hématoxylique. Cette double réaction conduit à faire rejeter l'opinion de Ranvier qui la considère comme le rudiment de la limitante élastique interne (2). En réalité, les cellules

(1) M. Renaut a institué pour cela la méthode suivante : On prend le rein d'un animal fraichement tué, on fait passer dans l'artère rénale un courant de sérum artificiel, puis d'eau distillée, qui lavent les vaisseaux sans altérer l'épithélium ; on pousse ensuite dans les mêmes vaisseaux une solution de nitrate d'argent à 1 p. 500 et on lave de nouveau à eau distillée. Le rein est plongé ensuite dans de l'alcool à 90°, qui fixe les éléments et les durcit; la substance du rein forme ainsi une coque rigide aux vaisseaux, qui ne reviennent plus sur eux-mêmes et restent distendus comme s'ils étaient insufflés. Cette méthode est applicable à tout autre organe que le rein, Voir Hortolès. *Processus histologiques des néphrites*, Thèse de Montpellier. 1881, page 33

(2) Ranvier, *Traité technique d'histologie*, page 558.

musculaires paraissent englobées dans cette membrane, avec cette simple particularité que, sur leur point de contact, lasubstance intercellulaire qui les sépare prend les caractères du ciment et réduit l'argent. Le fait que la formation musculaire annulaire et spirale est solidement englobée dans la membrane transparente qui donne sa forme au vaisseau, doit être soigneusement retenu ; nous verrons plus tard qu'elle est son importance au point de vue des différenciations, soit musculaires, soit simplement musculiformes de l'endartère des gros vaisseaux.

Considérons maintenant une artère crosse dans laquelle l'endartère soit à la fois très complètement développée et ne soit pas le siège habituel de l'athérôme. Nous aurons ainsi un objet d'étude, dans lequel la structure de l'endartère ne sera modifiée par aucune circonstance que l'on puisse imputer à l'ordre pathologique ; la pulmonaire est à ce point de vue le vaisseau qui doit être choisi puisqu'elle est habituellement respectée d'une façon absolue par l'endartérite déformante. Un point très intéressant et qui peut être constaté de prime abord, c'est que jamais, dans une telle artère saine, les couches de l'endartère immédiatement sub-jacentes à la formation endothéliale ne renferment d'éléments migrateurs. Un peu plus extérieurement, dans la portion moyenne de l'endartère, en rencontre au contraire des cellules migratrices ; et ces dernières deviennent de plus en plus abondantes, au fur et à mesure que l'on s'approche de la limitante élastique interne. Le mouvement de pénétration des éléments mobiles du tissu connectif s'opère donc de l'extérieur vers la formation endothéliale sans atteindre cette dernière. La couche sous-endothéliale qui ne sert point de chemin habituel aux cellules erratiques de la lymphe, paraît donc bien être celle qui donne à la cavité vasculaire son individualité, c'est la véritable couche limitante du vaisseau, celle dont nous devons chercher en premier lieu la signification morphologique.

CHAPITRE III

Analyse histologique et signification morphologique de la couche sous-endothéliale de l'endartère ou formation embryonnaire de cette dernière.

SOMMAIRE. — Isolement de la couche sous-endothéliale par la méthode des lambeaux. — A. Etude par la pyrosine et l'éosine hématoxylique. — Eléments cellulaires rameux disposés plus ou moins en tourbillons. — Végétation secondaire des cellules, réseau incomplet de prolongements bourgeonnants. — Absence de cellules migratrices. — Substance fondamentale collagène. — Examen sous de forts grossissements. — Fribrillation tout à fait rudimentaire et naissante. — Comparaison de cette formation avec la couche rameuse périvasculaire des capillaires. — Elle ne la représente pas. — B. Etude par les imprégnations au nitrate d'argent. Petit réseau stellaire de Langhans.

Si l'on pratique une coupe transversale sur une artère telle que la pulmonaire ou l'aorte saine (1), dont les éléments ont été fixés par les vapeurs d'acide osmique, on voit, de la ligne endothéliale plus ou moins desquamée à la limitante interne, se succéder une série de plans superposés. Ces plans sont au nombre de trois, continus entre eux sur leurs limites, c'est à dire se fondant les uns avec les autres par des intermédiaires insensibles.

(1) L'artère est tendue sur un cadre de liège, puis fixée par l'acide osmique (vapeurs), et durcie par la gomme et l'alcool. Les coupes reçues dans l'eau sont tendues sur la lame de verre par le procédé de la demi-dessication, puis ensuite colorées au picro-carmin ou à l'éosine hématoxylique, et montées dans la glycérine picro-carminée ou l'éosine hématoxylique très faible.

Sous l'endothélium, dans les coupes parallèles à la direction de l'artère, on voit deux ou trois lignes de cellules plates d'une minceur extrême, accusées surtout par leurs noyaux colorés en rouge par le picro-carmin : c'est la couche sous endothéliale que nous allons décrire. Au-dessous de cette couche en existe une autre épaisse, transparente, renfermant des éléments cellulaires disposés dans une série de directions, mais principalement cependant dans le sens transversal, de façon que nombre de cellules se présentent sous forme de petits cercles rouges, tandis que d'autres, qui leur sont intermédiaires, ont une apparence fusiforme : c'est la couche intermédiaire ou formation muqueuse de l'endartère. Entre cette couche et la limitante élastique existe une puissante assise formée par une série de fines lames élastiques disposées en systèmes de tentes ; entre ces lames on voit de grandes cellules longitudinales. La couche toute entière paraît, sous un faible grossissement, striée dans le sens de la longueur du vaisseau : c'est la couche striée ou juxta-musculaire de l'endartère.

Nous arrivons ainsi à distinguer, dans l'endartère des gros vaisseaux trois formations ou assises distinctes, reliées les unes avec les autres par des passages insensibles s'opérant sur leurs limites respectives. Ce sont ces formations que nous allons étudier analytiquement, en commençant par la plus interne : celle qui supporte l'endothélium.

Bien que par l'examen des coupes on acquière déjà une notion sommaire de la constitution de la couche sous-endothéliale : à savoir qu'elle renferme des cellules d'une minceur extrême, plates et étalées tangentiellement à la surface interne du vaisseau, on ne peut prendre une bonne idée de la couche qui nous occupe qu'en l'observant à plat, convenablement fixée dans sa forme et colorée. Pour cet objet, il est absolument impossible de mettre en usage la méthode des coupes tangentielles. De semblables coupes, comme nous nous en sommes assuré, ne peuvent jamais acquérir ni la minceur, ni l'étendue nécessaires pour une bonne observation. Il faut donc tourner la difficulté et trouver une méthode de dissociation.

Un lambeau d'artère pulmonaire, que l'on a choisie parfaitement saine et sur un jeune sujet, est exposée pendant vingt minutes, ou même une heure, à l'action des vapeurs osmiques, dans un flacon depuis longtemps bouché, et montrant des gouttes de rosée sur ses parois au-dessus du liquide qui en occupe le fond. Dans ces conditions, en réalité, l'endartère est fixée dans une chambre humide. Le fragment d'artère est lavé à l'eau distillée ou plongé pendant 24 à 48 heures dans le liquide de Müller. Avec un scalpel tranchant à lame convexe, on trace de fines incisures en forme de trait sur la face interne de l'artère préalablement essuyée pour enlever l'endothélium, puis on racle la surface coupée d'incisures linéaires très légèrement avec la lame du scalpel. Sur cette lame on voit alors s'accumuler une sorte de mucus transparent qui, par l'agitation dans l'eau distillée contenue dans un cristallisoir à fond noir, se déploie en une série de lambeaux pelliculaires qui flottent dans le liquide. Avec un peu de patience et d'adresse on arrive fréquemment à isoler de cette manière la couche sous-endothéliale de l'endartère sur une étendue qui peut atteindre et même dépasser l'aire de l'ongle du petit doigt. En se clivant par le raclage, la membrane a souvent entraîné une portion des couches subjacentes ; mais constamment, et souvent sur une grande étendue, l'extrémité du lambeau détachée la dernière, sous forme d'un coin d'une minceur extrême, appartient exclusivement à la formation embryonnaire. Les lambeaux sont ensuite chargés sur la lame de verre, et tendus par le procédé ou tour de main de la demi-dessication, en ayant soin d'opérer la tension avec des aiguilles, et de ne faire agir ces dernières que sur les portions épaisses du lambeau, afin de ne pas altérer les parties minces que l'on veut observer.

La préparation est ensuite colorée soit par la pyrosine, soit par l'éosine hématoxylique, et montée pour l'observation dans l'éosine hématoxylique très affaiblie. Le procédé que nous venons de décrire permettra d'observer les figures *positives* des éléments cellulaires de la formation sous-endothéliale de l'endartère. Sous un faible grossissement, les cellules fixes dont le protoplasma est coloré vivement en rose et dont les noyaux sont teints en violet lorsqu'on a fait agir l'éosine hématoxylique, semblent former un réseau absolument inextricable. Les prolongements arborisés des cellules, membraniformes ou filiformes, s'intriquent les uns dans les autres de manière à fournir l'apparence d'un réseau continu. C'est avec cet aspect que les éléments sont représentés dans la fig. 3, pl. I. Les cellules sont en effet réunies les unes aux autres sur certains points, de manière à former de petits groupes arrondis ou des tourbillons irréguliers ; et lorsqu'on examine attentivement, on reçonnaît que bon nombre de prolongements, au lieu de rejoindre leurs similaires, se terminent par de petits bourgeons libres. Le processus de végétation secondaire qui, dans tout tissu connectif, fait que les cellules embryonnaires, primitivement arrondies et toutes semblables les unes aux autres, émettent des prolongements plus ou moins rameux qui arrivent à concourir entre eux pour former un réseau continu ou des éléments de réseau, est donc ici saisi pour ainsi dire sur le fait, et montre le système anastomotique des cellules connectives en instance de formation. Il est en effet facile de constater, avec un bon objectif à immersion homogène, que non seulement les bourgeons qui terminent les expansions protoplasmiques des cellules, se montrent sur la face supérieure ou inférieure de la membrane où ils auraient pu être rompus, mais aussi dans son épaisseur, au sein de la substance fondamentale molle dont nous allons parler dans un instant. D'ailleurs, ce qui montre bien que nous avons à faire à des éléments embryonnaires, c'est que certaines cellules sont plus petites que les autres, d'autres montrent des noyaux en bissac, ou juxtaposés comme ceux des éléments qui viennent de se segmenter. Bref, la couche est formée par des cellules rameuses, plates du côté qui confine à la face supérieure de la membrane à cause de leur disposition tangentielle, mais envoyant des arborisations protoplasmiques dans une série de plans vers la profondeur. Aucune de ces cellules n'est dépourvue d'arborisations protoplasmiques ; aucune ne montre le noyau bourgeonneant caractéristique des cellules migratrices. Toutes, au contraire, ont un noyau vésiculeux nucléolé se teignant avec élection par l'éosine et la pyrosine, comme les noyaux de toute cellule fixe du tissu conjonctif. Il ne s'agit donc pas ici d'éléments de la lymphe en voie de devenir des cellules fixes, mais bien d'une formation différenciée et ayant pris le type définitif qui lui restera propre.

De plus, les noyaux des cellules ne montrent point d'empreintes ; bien que les éléments cellulaires soient aplatis dans le sens tangentiel, ils ne présentent pas les figures bizarres des noyaux des cellules fixes des couches antérieures de la cornée, ou des lames les plus intérieures de la gaîne lamelleuse des nerfs. Cette particularité permet de supposer que les effets de pression subis par les éléments de la couche sous-endothéliale de l'endartère, tout en étant suffisants pour les disposer dans le sens tangentiel, sont incapables de les déformer comme le ferait une pression forte, énergiquement et indéfiniment soutenue dans un même sens. Ceci revient à dire qu'ils se comportent comme s'ils étaient plongés dans une substance douée d'une élasticité comparable à celle des liquides.

La substance fondamentale qui unit et sépare les éléments cellulaires qui viennent d'être décrits paraît, en effet, même avec les plus puissants objectifs ordinaires, hyaline et transparente comme le verre. Elle est en même temps très élastique : les lambeaux enlevés par le raclage se redressent en effet quand on les agite dans l'eau et deviennent planiformes par une sorte de mouvement de détente. Une fois étalés ils ne se plissent pas, sauf tout à fait aux extrémités pelliculaires des lambeaux minces déchirés en coins. Ces lambeaux minces que l'on voit appendus aux bords des préparations, comme des franges souvent très larges, présentent un grand intérêt; parce que s'ils n'ont pas entraîné quelques cellules endothéliales qui, plus ou moins plissées à la façon d'étoffes, ou réunies par petits groupes, marquent d'une façon certaine leur surface libre, ils ne renferment dans leur épaisseur aucune cellule rameuse et restent absolument transparents et sans structure lorsqu'on les observe avec l'objectif à immersion homogène n° 12 de Verick et le condensateur Abbe. Ces lambeaux qui supportent l'endothélium représentent, en effet, la vitrée de l'endartère ou du moins la portion de cette vitrée qui, secondairement, n'a pas été envahie par les cellules fixes du tissu conjonctif.

Dans les portions plus épaisses, dans les intervalles des cellules étoilées ou rameuses, l'observation avec le système optique précité, montre que sur les plans superficiels (1) la substance fondamentale est homogène et sans structure comme dans les lambeaux marginaux. En abaissant l'objectif, on voit cette même substance fondamentale, que l'éosine et la pyrosine laissent absolument incolore, montrer un emmêlement d'une finesse extrême de fibrilles de toute longueur, croisées les unes avec les autres, noyées dans la substance homogène, bref, présentant tous les caractères de la substance fondamentale fibrillaire du tissu connectif à

(1) Nous prenons pour plan superficiel celui qui est le plus voisin de l'endothélium, et pour plans profonds ceux qui s'en écartent de plus en plus quand on abaisse l'objectif : le lambeau ayant été orienté l'endothélium en haut, comme il est facile de le faire en prenant pour point de départ les quelques cellules endothéliales respectées par l'essuyage.

l'extrême début de la période télo-formative (1). Au fur et à mesure qu'on élève l'objectif, cette striation devient de moins en moins nette puis disparaît comme si, de la superficie vers la profondeur, la substance hyaline de la vitrée s'était différenciée sous la forme fibrillaire. Nous n'avons pas figuré cette disposition parce qu'elle est d'une délicatesse telle, que la gravure sur acier, seule, permettrait d'en donner une idée ; mais il s'agit d'objets d'études assez communs et de méthodes assez simples pour que chaque histologiste puisse répéter notre observation. Dans de telles conditions, on verrait que le treillis de fibres fines, d'une délicatesse admirable, fondues dans la substance fondamentale sans structure, n'affecte avec les cellules fixes, rameuses ou bourgeonnantes, aucune relation permettant d'admettre qu'il soit ordonné par rapport à ces dernières. Les fibres marchent droit, et le système entier du treillis se montre indépendant, d'une manière absolue; de tous

(1) Dans ses cours à la Faculté de Médecine de Lyon, M. le professeur Renaut étudie le développement du tissu connectif dans trois phases ou stades successifs : un premier stade (stade embryonnaire) correspond à l'état indifférent de ce tissu, alors qu'il est constitué par des cellules embryonnaires pressées les unes contre les autres (bourgeons charnus) ; dans le deuxième stade (stade muqueux ou myxo-formatif, on voit ces cellules, non plus au contact, mais séparées les unes des autres par une substance fondamentale hyaline que traversent de nombreux prolongements ramifiés, partis de ces cellules et les unissant entre elles (tissu muqueux de la queue du têtard, tissu conjonctif fœtal de l'homme, etc.) ; enfin, le troisième stade (stade télo-formatif) est caractérisé par l'apparition au sein de la substance fondamentale des fibres connectives qui vont constituer la trame du tissu. Il suffit d'ajouter les réseaux élastiques qui ne tardent pas à apparaître pour compléter la notion du tissu conjonctif lâche adulte, c'est-à-dire possédant ses trois formations distinctes : *Réseau cellulaire, formation de fibres conjonctives, et formation élastique.*

les éléments cellulaires dont il occupe les intervalles. Sur aucun lambeau, si mince qu'il soit, on ne peut voir aucune expansion protoplasmique, colorée en rose, se décolorer progressivement et se poursuivre sous forme de fibre connective. On ne voit pas davantage ces fibres, au niveau de leur passage sur un corps cellulaire, soit y marquer l'empreinte du treillis qu'elles forment, soit y adhérer tangentiellement. Nous nous trouvons donc en présence d'une formation tout à fait différente de celle des fibres névrogliques, par exemple, formation qui, de prime abord, montre son caractère intercellulaire et non point le caractère d'une différenciation effectuée à la surface d'un élément cellulaire fixe, ou s'opérant marginalement à son pourtour, telle que M. le professeur Renaut (1) et M. Ranvier (2) l'ont montrée pour les éléments particuliers de la névroglie. Quoiqu'il en soit, nous ne prétendons pas ici donner à l'intéressant problème de l'origine des fibres du tissu connectif sa solution définitive ; nous indiquons seulement certains faits qui concourent avec beaucoup d'autres à assigner à cette formation un caractère extra-cellulaire (3).

(1) J. Renaut. Recherches sur les centres nerveux ; la névroglie et l'épendyme. *Archives de Physiol.*, 2e fasic., mars 1882.

(2) L. Ranvier. De la névroglie. Comptes rendus de l'Académie des Sciences, séance du 5 juin 1882.

(3) L'absence absolue de rapports, soit de continuité, soit même simplement de direction entre les fibres connectives et les cellules fixes, incline fortement à faire penser que les premières ne sont pas une différenciation des secondes. D'ailleurs, l'apparition de formations fibrillaires dans une substance fondamentale homogène, et sans l'intervention immédiate d'aucun élément cellulaire quelconque, n'est pas une conception théorique, une simple vue de l'esprit, elle a été vérifiée directement par M. Ranvier pour le cas particulier de l'apparition des fibres élastiques dans le cartilage hyalin, qu'elles transforment en cartilage réticulé.

La formation sous-endothéliale doit donc, sur ces données, nous apparaître dès à présent comme constituée par une mince couche de tissu connectif embryonnaire, faisant corps et se continuant sur sa limite superficielle avec la vitrée qui sert de support à l'endothélium du vaisseau.

La couche rameuse que nous venons de décrire peut-elle être comparée à la formation périthéliale des capillaires proprement dits. Nous ne le pensons pas. A moins, en effet, d'admettre qu'en morphologie le principe des connexions organiques puisse subir de flagrantes exceptions si l'on cesse d'observer macroscopiquement, nous devons voir dans le périthélium simplement l'origine de l'adventice des vaisseaux? Le périthélium d'Eberth n'est en effet, pas autre chose à nos yeux que le représentant de la gaîne de tissu cellulaire qui, dans la conception large de Bichat, accompagne, dans leurs expansions les plus ténues, les canaux vecteurs du sang. En d'autres termes, il est le prolongement ou plutôt l'origine de l'adventice des vaisseaux sanguins. Quand un vaisseau capillaire devient une artériole, le périthélium se continue extérieurement à la couche musculaire et, en se compliquant, passe d'une façon insensible à l'état de gaîne celluleuse. D'un autre côté, le caractère tout à fait embryonnaire de la formation sous-endothéliale, comparée aux couches subjacentes, nous conduit forcément à cette conclusion : que l'endartère se forme de la ligne endothéliale vers la formation musculaire. Nous essayerons ultérieurement d'indiquer le mécanisme probable de cette édification.

Lorsque l'on imprègne d'argent la face interne de

l'artère pulmonaire ou de l'aorte, on détermine l'apparition de figures stellaires, dites de Langhans, réservées en blanc. L'action de la purpurine, celle de l'hématoxyline employée en solutions fortes, suivie d'une décoloration par l'acide formique, permet de mettre en évidence, au milieu de chaque figure de Langhans, un noyau vésiculeux nucléolé, possédant tous les caractères des noyaux des cellules fixes du tissu connectif. Dans l'état actuel de la science, il est devenu tout à fait inutile de discuter pour savoir si ces figures sont des canaux du suc, ou l'image *négative* des cellules fixes du tissu connectif. On sait que cette dernière manière de voir est aujourd'hui adoptée par tous les histologistes. Si l'on examine les figures de Langhans les plus superficielles (Fig. 2, Pl. II), et si l'on compare ces figures stellaires négatives avec les figures positives obtenues comme il a été dit plus haut, on reconnaît de prime abord qu'elles sont absolument superposables. Les petites figures superficielles de Langhans répondent donc aux cellules ramifiées et bourgeonnantes de la formation embryonnaire de l'endartère. Nous allons voir, dans un instant, à quels éléments correspondent les figures profondes, beaucoup plus larges, à expansions rameuses moins déliées et disposées, comme chacun le sait, suivant une sorte d'arrangement particulier qui dessine des espèces de tourbillons, interceptant dans la substance fondamentale des aires en majeure partie libres ; tandis que les figures de Langhans du plan superficiel intriquent leurs ramifications étroitement les unes dans les autres.

CHAPITRE IV

Analyse histologique et signification morphologique de la couche intermédiaire, ou formation muqueuse de l'endartère.

SOMMAIRE. — Continuité de cette couche avec la première. — Cellules rameuses disposées en couches concentriques. — Substance fondamentale formée de fibrilles fines, intermédiaires aux fibres élastiques et aux fibres conjonctives. — Portion profonde de la couche intermédiaire, grandes figures de Langhans. — Grandes cellules fixes de l'aorte (type connectif adulte). — Fibres connectives vraies. — La portion profonde ou connective de la formation muqueuse est abordée par des cellules migratrices nombreuses ; les globules rouges ne les accompagnent que dans l'aorte.

La formation embryonnaire de l'endartère ne présente guère sur les artères crosses non altérées, telles que la pulmonaire, plus de deux assises superposées sur toute la surface du vaisseau. Sur les coupes longitudinales, au-dessous de ces deux assises régulières, on voit, de distance en distance, des lignes interrompues d'éléments cellulaires aplatis ; puis au-dessous la disposition des cellules devient irrégulière et comme embrouillée. Cette disposition se poursuit, sans grandes modifications, jusqu'à la première ligne élastique bien nette que l'on trouve très en dedans de la limitante élastique, et qui peut être prise comme ligne de démarcation entre la formation que nous allons étudier, et celle, immédiatement plus périphérique, qui lui fait suite. Par la méthode des lambeaux, sur laquelle nous ne reviendrons pas, et en effectuant les colorations positives à l'aide du carmin ou de l'éosine hématoxylique, on parvient à se rendre un compte exact de la constitution de cette couche. Nous l'étudierons successivement: 1° dans sa portion tout à fait superficielle confinant à la couche embryonnaire; 2° dans sa portion moyenne; 3° dans sa portion profonde.

1° *Portion superficielle.*— Cette couche se fond progressivement avec la précédente, les éléments cellulaires qui entrent dans sa constitution ont le caractère exact des cellules fixes du tissu muqueux ou connectif fœtal. Les cellules sont rameuses, et nombre d'entre elles engagent leurs expansions superficielles dans la formation embryonnaire. La plupart sont encore très exactement dirigées dans le sens tangentiel, mais les corps protoplasmiques ont en grande majorité pris une disposition allongée, les noyaux sont également allongés dans le sens axial. La tendance de ces éléments à se disposer en tourbillons s'accuse de plus en plus, de telle sorte que, sans présenter un arrangement très régulier, l'on peut cependant constater que les éléments cellulaires semblent se disposer autour de sorte de centres. Le réseau des expansions protoplasmiques formé par des prolongements membraniformes, qui très rapidement deviennent minces comme des fils, est ici beaucoup plus régulier que dans la formation précédente. Malgré leur intrication, sur les préparations bien colorées à la pyrosine, on peut suivre ces prolongements jusqu'à leur union avec leurs congénères émanés de cellules plus ou moins éloignées. Il s'agit donc ici d'un réseau connectif formé de cellules qui ont à peu près leurs dispositions définitives, et qui sont tendues par leurs prolongements anastomotiques s'étendant dans tous les plans; ici encore on ne rencontre point de cellules migratrices, ou bien la présence de ces dernières est tout à fait exceptionnelle.

La trame connective est formée par des fibres d'une extrême finesse. Ces fibres restent incolores sous l'influence du picro-carminate d'ammoniaque, de l'éosine et de la pyrosine, elles filent dans tous les plans en formant une dentelle, mais on les voit se rassembler cependant de manière à, elles aussi, tendre à former des ébauches de tourbillons.

2° *Dans l'étage moyen*, les cellules fixes sont plus volumineuses, leurs ramifications sont devenues de plus en plus accusées, et les tourbillons qu'elles forment sont plus réguliers. Sous un faible grossissement, l'apparence fenêtrée de la lame isolée s'accuse; enfin, dans les espaces intercellulaires les cellules migratrices deviennent plus nombreuses. Les éléments de la trame connective ont subi par degrés une modification remarquable; les fibres (car la petitesse de tels éléments ne permet pas de parler de faisceaux) prennent des caractères tout à fait particulier, réellement intermédiaires entre les formations élastiques et les fibres connectives. Ces fibres sont légèrement granuleuses et se teignent en rose pâle par les solutions faibles d'éosine, elles se gonflent cependant légèrement sous l'influence de l'acide formique, mais sans pâlir, comme les plus minces faisceaux connectifs le font sous l'action de ce réactif même très dilué. Dans les préparations faites par la méthode classique de l'or dont nous ne parlons ici qu'incidemment, parce qu'elles n'apprennent rien de plus que les colorations à l'éosine sur la constitution du réseau des cellules fixes, les fibres de la trame connective sont légèrement colorées en bleu ardoisé, caractère qui les distingue des réseaux élastiques qui, dans ces conditions restent incolores. Le nitrate d'argent, qui réserve en blanc les réseaux élastiques les plus délicats des parties profondes de l'endartère, comme nous le verrons un plus loin, ne ménage pas les faisceaux que nous décrivons. Il se réduit en brun à leur surface. Enfin il s'agit de fibres de toute longueur, croisées en treillis et non bifurquées ; pour toutes ces raisons nous devons considérer de telles fibres comme très différentes des fibres élastiques, et, en même temps, comme des faisceaux de tissu connectif qui ont pris des caractères particuliers pour s'adapter à une fonction spéciale, celle d'un soutènement à la fois élastique et permettant néanmoins une certaine laxité à l'ensemble de la formation. Nous verrons en effet plus loin que tel paraît être le rôle dévolu à cette couche de l'endartère.

Sur les préparations fortement colorées par l'éosine ou traitées par la méthode de l'or, l'arrangement de la trame connective que nous venons de décrire peut être suivi avec la plus grande facilité. On voit alors que la disposition en tourbillons des cellules et des fibres connectives, disposition d'autant plus marquée qu'on s'éloigne de la surface interne du vaisseau, répond à une fenêtration, rudimentaire d'abord, puis de plus en plus complète, des deux étages de la membrane. Si l'on embrouillait un écheveau de fil, et qu'ensuite on essayât de le dissocier sur une multitude de points avec des aiguilles, on produirait un schéma permettant de très bien comprendre la disposition de la trame connective de la couche intermédiaire de l'endartère. Les tourbillons seraient alors dessinés par les fils intermédiaires aux points dissociés : l'aire de ces points de dissociation restant néanmoins cloisonnée par un treillis lâche de fibres non encore démêlées. Il ne s'agit pas ici d'une formation exactement comparable au méso-péricarde ; en réalité, les éléments conjonctifs disposés en couches continues n'ont subi qu'une sorte de demi-dissociation. Mais dans les régions profondes de cette assise, chaque lame est cependant disposée d'une manière très régulière en un système de travées interceptant dans leurs intervalles des alvéoles arrondis ou elliptiques. Seulement, les cellules fixes sont disposées avec un arrangement en tourbillons incomplets sur les travées elles-mêmes ; et quelques-unes aussi, occupent leurs aires qui sont parcourues par un réseau de fibres connectives moins serrées. C'est dans ces aires qu'on trouve surtout les cellules migratrices. L'abondance croissante de ces cellules à mesure que la fenêtration des lames successives devient plus accusée, permet, croyons-nous, de faire intervenir les cellules migratrices dans le processus de dissociation qui aboutit à la disposition dont nous venons d'essayer de donner l'idée.

C'est aux assises les plus superficielles de la couche intermédiaire que répondent, dans les endartères traitées par l'argent, les grandes figures de Langhans disposées en tourbillons. Ces figures apparaissent en blanc sur un fond brun uniforme, circonstance qui, nous le répétons, empêche de considérer la trame connective de cet étage comme constituée par des éléments vraiment élastiques.

Les cellules fixes de la couche intermédiaire, tout en restant, dans chaque assise de cette formation, disposées d'une manière générale dans le sens tangentiel, ont été remaniées nécessairement par la semi-fenêtration qui s'est opérée. C'est pour cette raison que, sur les coupes, elles se montrent sectionnées en long, obliquement ou en travers, de manière à donner l'idée d'une disposition tout à fait irrégulière. Si maintenant on recherche la signification morphologique d'une telle formation, cette signification apparaît d'elle-même. A part les caractères un peu particuliers de la trame connective, la disposition de cette couche répond absolument à celle du tissu connectif muqueux, au sein duquel la trame conjonctive a déjà fait son apparition sous forme de fibres fines, non encore individualisées en faisceaux distincts. L'indépendance de la trame conjonctive et du réseau des cellules fixes, indépendance que seuls, les effets mécaniques de la semi-fenêtration sont venus modifier, la présence de cellules migratrices nombreuses, occupant les espaces interorganiques dans les intervalles des cellules fixes : tels sont les caractères majeurs que l'on retrouve à la fois dans la couche intermédiaire de l'endartère et dans le tissu conjonctif sous-cutané des embryons.

Nous ferons remarquer ici incidemment que, dans la pulmonaire, dont l'endartère, sauf de tout à fait rares exceptions, est toujours saine chez les jeunes sujets, à côté des cellules migratrices, on ne trouve jamais de globules rouges tels que ceux que Stroganow a décrits dans l'endartère de l'aorte. Nous sommes ainsi conduit à admettre que la présence de ces globules rouges, constante au contraire dans l'endartère aortique des sujets âgés de plus de 16 ans, est liée à l'endartérite chronique déformante, qui, plus ou moins atténuée, existe toujours dans l'aorte chez l'Homme à partir de cet âge. On sait en effet que la diapédèse excessive, ou très fréquemment renouvelée, détermine toujours l'issue de nombreux globules rouges avec les blancs, tandis que la diapédèse normale n'aboutit qu'exceptionnellement à ce résultat.

3° *L'assise la plus profonde* de la formation intermédiaire ou muqueuse de l'endartère ne présente qu'une particularité qui lui soit propre. Sur ce point, situé immédiatement au-dessus (ou en dedans) de la première ligne du système de tentes élastiques que nous décrirons dans le chapitre suivant, les cellules fixes, à peu près toutes disposées dans le sens tangentiel, et par conséquent aplaties, réalisent absolument le type des éléments cellulaires adultes du tissu conjonctif ordinaire; ce sont de grandes cellules présentant un corps protoplasmique d'où partent de larges expansions membraniformes, puis filiformes, et qui sont disposées les unes par rapport aux autres de manière à former un réseau plus ou moins régulièrement continu.

On voit par ce qui précède que le tissu conjonctif de l'endartère, tout à fait embryonnaire dans la formation sous-endothéliale, prend ensuite le type du tissu muqueux, puis progressivement, à mesure que l'on s'éloigne de la surface interne du vaisseau, celui du tissu connectif adulte. Mais il ne prend ce type d'une manière régulière que par ses cellules fixes, sa trame connective acquiert chez l'Homme une forme qui lui est propre et qui n'est réalisée précisément nulle part ailleurs. Il s'agit d'une adaptation dont nous essayerons, plus loin, de chercher le but. Cependant il n'en n'est pas toujours ainsi. Chez certains animaux, le Veau par exemple, on peut dégager dans cette couche de minces faisceaux connectifs ordinaires, individualisés par des fibres spirales ou annulaires, et s'ondulant à la façon de boucles de cheveux.

Au point de vue morphologique, la formation qui nous occupe appartient donc au tissu connectif. Ce tissu connectif, pour remplir les fonctions spéciales qui lui incombent, a simplement modifié sa constitution. Par la disposition de ses cellules fixes, il répond au type du tissu muqueux. La formation cellulaire a donc fixé sa forme, sauf à la partie tout à fait profonde, immédiatement après avoir dépassé le stade embryonnaire. La trame connective a agi un peu différemment, elle a gardé, quant au volume et à la disposition de ses faisceaux, l'arrangement en treillis caractéristique des premiers stades de la formation télo-formative. A partir de là, ses fibres ont achevé leur évolution sur un type tout à fait spécial, en prenant des caractères histochimiques intermédiaires qui les rapprochent des formations élastiques et leur donnent, par adaptation, une partie des qualités de ces dernières.

CHAPITRE V

Analyse histologique de la couche juxta-musculaire (formation élastique et connective de l'endartère. — Cellules striées).

SOMMAIRE. — Plans élastiques disposés en systèmes de tentes. — Grandes cellules conjonctives, cellules striées intermédiaires aux cellules connectives et aux cellules musculaires. — Abondance des éléments migrateurs. — Rapports variables avec la limitante élastique. — Musculature des artères jouant le rôle de réservoirs

Si l'on pratique une coupe sagittale de l'aorte ou de la pulmonaire de l'Homme, parallèlement à l'axe du vaisseau, et qu'on la colore par le picro-carminate d'ammoniaque ou l'éosine hématoxylique, puis qu'on l'examine, après tension par le procédé ou tour de main de la demi-dessication, suivant la méthode de Ranvier, les parties profondes de l'endartère, comprises entre la formation muqueuse et la limitante élastique, se montrent avec l'apparence d'une couche striée suivant la longueur du vaisseau et constituée par plusieurs plans superposés. A un fort grossissement, la striation paraît due à deux causes bien distinctes : 1° elle est accusée grossièrement par une série de lames élastiques qui paraissent sur les coupes, formées de fibres et de grains d'une très grande finesse. Ces lames, concentriques à la lumière du vaisseau, ne sont pas simplement comparables aux feuillets superposés d'une main de papier roulée en tube et dont on aurait affronté les bords ; elles sont unies les unes aux autres par des lames élastiques obliques qui, s'étendant d'une lame à une autre, en suivant un trajet décurrent, donnent au système élastique de la couche considérée la disposition exacte de ce que M. Ranvier appelle un système de tentes.

Chacune de ces lamelles, isolée par la méthode des lambeaux et étalée à plat, se montre avec un caractère très semblable à celui des lames élastiques de l'aorte. Ce sont donc là des lames élastiques fenêtrées.

2° Dans l'intervalle de ces lames principales, une striation plus fine est accusée par des lits de cellules de grand volume et à gros noyaux. En majorité, ces cellules se présentent, dans les coupes longitudinales, sectionnées suivant leur plus grande longueur. Dans leurs intervalles on voit des traînées très fines, formées par des lignes de grains élastiques. Ces lignes ont une direction générale longitudinale, aussi bien sur les coupes faites dans le sens de l'axe du vaisseau que dans celles qui lui sont perpendiculaires. Cette disposition donne l'idée d'une série de membranes également entées les unes sur les autres de manière à former des systèmes de tentes, mais de dimensions plus réduites et à disposition plus serrée que ceux formés par les lames élastiques principales.

Les lames élastiques principales prennent évidemment leur insertion sur la limitante élastique. Les lames fines, comprises dans les mailles à direction toujours longitudinales des principales, renferment des cellules particulières que nous allons maintenant décrire.

Quand on a argenté la face interne d'une aorte ou d'une pulmonaire, sur un point où préalablement on a arraché une série de lambeaux superficiels comprenant la majorité des deux formations embryonnaire et muqueuse, l'imprégnation ne dessine plus en blanc les figures ordinaires de Langhans. On voit alors des réseaux blancs d'une délicatesse extrême formés de traits ou rectilignes, ou bosselés ou moniliformes : ce sont les fibres et les grains élastiques réservés en blanc par l'argent. De distance en distance on voit, englobées dans ce treillis, de grandes cellules stellaires. Mais cette méthode ne permet nullement de se rendre compte de la configuration de telles cellules fixes ; il faut les étudier sur des préparations des parties profondes de l'endartère faites par la méthode des lambeaux et observées à plat. Pour cet objet, il convient de suivre la méthode indiquée dans la note de M. le professeur Renaut, c'est-à-dire : d'arracher les lamelles sur une aorte ou mieux une pulmonaire, fixée d'abord par le bichromate d'ammoniaque ou le liquide de Müller, puis durcie par la gomme et l'alcool. Comme la dissociation est très difficile à cause de la tenacité des parties à dissocier, et que ces dernières, par le fait du durcissement, sont devenues beaucoup plus résistantes, on peut isoler, dans les intervalles des lames élastiques principales, des lambeaux d'une minceur extrême que l'on peut ensuite aisément soumettre aux colorations électives et étudier. Ces lambeaux ne peuvent être mieux comparés qu'aux lames les plus internes de la gaîne lamelleuse des nerfs;

comme ces derniers, ils sont à la fois souples, et cependant doués d'une certaine rigidité qui les fait s'étaler régulièrement. Quand, en déplaçant la lamelle couvre-objet, on détermine des changements de position dans ces lambeaux, on les voit tendre à revenir à la disposition planiforme, comme par une sorte d'action de détente ou de ressort. Le picro-carminate d'ammoniaque les teint en jaune orangé, l'éosine en rose ; ils apparaissent alors granuleux et formés de grains et de réseaux élastiques d'une extrême finesse, englobés dans une susbtance fondamentale transparente. C'est à la surface de ces lames que sont disposées les grandes cellules qui, sur les coupes, paraissent superposées en lits successifs. Parmi ces cellules, les unes, surtout dans les portions superficielles et les plus internes de la formation que nous étudions, sont des cellules connectives. Plus profondément, leur caractère se modifie progressivement. Ce sont de grandes cellules rameuses, mais dont le corps protoplasmique est toujours étiré dans une direction dominante, sensiblement parallèle pour les éléments d'une même lame. Cette direction des corps des cellules n'est nullement subordonnée à la direction vague générale des réseaux de grains et de fibres de la substance propre de la membrane. Ces réseaux ne sauraient donc être la cause de la striation de protoplasma indiquée par M. le professeur Renaut.

Les expansions rameuses qui unissent plus ou moins régulièrement les cellules à leurs similaires pour former un réseau (réseau toujours incomplet, parce qu'il est rompu, sur nombre de points, par des cassures artificielles), sont de deux ordres : Les unes s'arborisent à la façon des expansions protoplasmiques ordinaires des cellules connectives ; les autres ont la forme de longues fibres qui s'étendent au loin dans divers sens. Certaines cellules, enfin, ne présentent que deux prolongements principaux, se poursuivant en droite ligne au-dessus et au-dessous des noyaux, qui occupent un renflement fusiforme de l'élément. Entre les cellules très rameuses et ces dernières, on trouve toute une série d'intermédiaires. Les noyaux, uniques ou réunis par paires, occupent dans toutes ces cellules une position centrale par rapport au corps cellulaire et sont entourés de protoplasma granuleux, disposé en fuseau, comme celui des fibres musculaires lisses et renfermant des grains graisseux ou pigmentaires. Enfin, le protoplasma cortical qui entoure ce fuseau, présente la striation décrite par M. le professeur Renaut.

Nous n'ajouterons rien à la description de ces éléments qui, on le voit, présentent des analogies frappantes avec les cellules musculaires rameuses de la membrane moyenne située plus en dehors, mais nous en donnons des figures exactes, dessinées à la chambre claire (Pl. I, fig. 1 et 2), et qui, mieux que toute description, permettent de juger de la netteté et de la régularité de la striation.

Nous ferons remarquer, en outre, que les artères du type musculaire, telles que la faciale, les collatérales des doigts, la tibiale antérieure, présentent la formation précitée à son état de développement presque exclusif, si bien que les deux autres n'existent point ou sont réduites à des rudiments entre elles et l'endothélium qui repose directement, soit sur une lame élastique principale, soit, lorsque le système des tentes élastiques est annulé, sur la couche la plus interne de lamelles granuleuses renfermant des éléments rameux. Il devient ainsi probable que les cellules que nous étudions ont un certain rapport avec la fonction musculaire, ou, du moins, constituent des formes se rapprochant considérablement du type contractile. D'autre part, on sait que dans l'endocarde, analogue et simple prolongation de l'endartère, existent des fibres musculaires lisses parfaitement typiques. Pour toutes ces raisons, nous sommes amené à considérer les cellules découvertes par M. le professeur Renaut d'une façon un peu particulière, et, croyons-nous, nouvelle.

Comme, d'un côté, nous trouvons entre ces cellules et les grandes cellules rameuses du tissu connectif une série d'intermédiaires, et qu'il en existe aussi entre elles et les cellules musculaires lisses, également rameuses, de la tunique moyenne du vaisseau, nous sommes conduit naturellement à considérer les cellules striées comme provenant très probablement d'une différenciation des cellules connectives, conduisant ces éléments pour ainsi dire pas à pas à un type d'abord voisin, puis qui se confond entièrement avec celui des éléments musculaires vrais. Dans les grosses artères du type élastique, la distinction est à vrai dire si peu tranchée entre les cellules rameuses ou fusiformes, striées, des portions profondes de l'endartère et les cellules également rameuses et musculaires de la tunique moyenne, que, ni au point de vue de l'analyse, ni au point de vue élevé de la morphologie générale, on ne saurait tracer une ligne de démarcation positive entre les deux ordres d'éléments.

Force est donc de supposer que pour produire une différenciation musculaire plus ou moins complète dans les couches profondes de l'endartère, la nature, suivant en cela la loi d'économie de Milne-Edwards, a utilisé les éléments connectifs. Les différenciations musculaires absolument complètes de ces éléments ne se rencontrent il est vrai que dans la tunique moyenne; les différenciations incomplètes et qui fixent, pour ainsi dire à l'état larvaire, l'élément incomplètement différencié, se montrent sur la limite du tissu connectif de l'endartère et de la formation musculaire proprement dite.

Ainsi s'édifie une formation cellulaire du type contractile disposé en réseau; c'est-à-dire formé d'éléments rameux dont le protoplasma différencié est divisé en cylindres primitifs qui se poursuivent dans une série de sens. Cette disposition, qui est identique à celle des cellules musculaires de la couche moyenne, semble répondre à un même but fonctionnel : la résistance à la fois active et élastique a des pressions se propageant uniformément dans tous les sens.

Dès, en effet, que des réservoirs contenant un liquide, et devant agir sur ce dernier pour faire équilibre à ses pressions, sont revêtues d'une tunique musculaire, on voit les éléments constitutifs de cette tunique devenir solidaires les uns des autres en se disposant en réseaux.

L'exemple le plus frappant de ce mode de disposition est fourni par les cœurs sanguins et les cœurs lymphatiques. La vessie est aussi constituée par des fibres musculaires plus ou moins rameuses, disposées en réseau. l'aorte, la pulmonaire, ce qu'on pourrait appeler les *artères crosses*, sont des vaisseaux du type élastique, il est vrai, mais dans leur membrane moyenne sont renfermées et soudées en éléments de réseaux rendus continus par des traits de ciment, des cellules rameuses qui diffèrent à peine des cellules striées de l'endartère. Ici encore, la disposition en réseaux prédomine. En effet, les artères crosses, situées à proximité du cœur, n'exercent qu'une action musculaire réduite au minimum; simplement destinée à régulariser et à répartir, dans différents sens, comme peut seul le faire un réseau contractile, les pressions latérales variables qui représentent, à ce point du système circulaire, la presque totalité de la charge initiale, ou pression totale développée par le cœur.

Il s'agit donc ici de réservoirs contractiles nécessitant comme dispositif des éléments musculaires rameux rendus solidaires entre eux. Il est curieux de constater ce fait, qu'originairement, l'organisme édifie les réseaux contractiles d'un tel type au moyen d'adaptations particulières des éléments cellulaires du tissu conjonctif, de telle sorte que la musculature, peut-être et probablement même à l'état de développement encore incomplet et restant tel, se poursuit dans des parties qui, d'ordinaire, restant de simples agents de soutènement et de concaténation des parties.

C'est à ces formations musculaires que O. et R. Hertwig (1) attribuent le caractère d'éléments musculaires

(1) O. et R. Hertwig distinguent deux sortes de muscles: 1° les muscles épithéliaux; 2° les muscles mésenchymateux. Les muscles épithéliaux, engendrés, comme leur nom l'indique, par des cellules épithéliales, sont droits, non bifurqués, et formés de fibrilles isolables. Ils sont disposés parallèlement les uns aux autres et en surfaces continues (dans les cas simples), comme les éléments qui leur ont donné naissance. Les muscles mésenchymateux, au contraire, proviennent de la différenciation de cellules

mésenchymateux. Pour ces auteurs, les éléments du tissu connectif des divers animaux (mésenchyme) sont aptes à se différencier sous forme de cellules contractiles rameuses ; parmi les différenciations d'un tel ordre chez les Vertébrés, O. et R. Hertwig comprennent les fibres cardiaques. Cette conception, étayée par ses auteurs, sur une série de preuves de la plus grande valeur, justifierait pleinement, croyons-nous, l'analogie que nous essayons de mettre ici en lumière.

Quelle est maintenant l'origine, à la fois des cellules fixes du tissu connectif et des cellules striées qui semblent en tirer naissance dans les diverses formations superposées qui constituent l'endartère? Comme, dans l'aorte de l'embryon et de l'enfant, l'endartère n'existe pas, comme elle n'existe pas non plus dans les artérioles, comme enfin on la voit apparaître, à un certain âge, dans les gros vaisseaux : tout montre qu'il s'agit d'une formation secondaire, intercalée pour ainsi dire entre l'épithélium et la membrane moyenne ou musculo-élastique. Cette formation n'a donc pu s'édifier qu'aux dépens d'éléments, qui ont pu venir s'insinuer entre la couche musculaire et l'endothélium. Les seuls éléments capables d'une telle migration sont les cellules migratrices, qui, nous l'avons vu, abordent l'endartère par ses parties profondes et la remanient en la fenêtrant jusqu'au voisinage de la couche sous-endothéliale. Mais ces pré-

rameuses ou étoilées, disposées irrégulièrement dans tous les sens comme les cellules fixes du tissu conjonctif. Ils peuvent être allongés en fibres fusiformes, ou bien branchés à leurs extrémités, mais ils ne sont jamais décomposables en fibrilles et s'intriquent en eux de diverses manières. O. et R. Hertwig. *Die Coelomtheorie*, p. 94 et suivantes, Iéna, 1881.

misses posées, nous devons abandonner la question pour y revenir dans un instant.

L'endartère est limitée en dehors par la couche élastique, appelée pour cette raison limitante élastique interne. Tous les histologistes connaissent cette membrane, et nous n'avons pas à en donner une description ; mais nous devons cependant faire remarquer que dans les gros vaisseaux, tels que la pulmonaire ou l'aorte, l'individualité de la limitante cesse d'être aussi marquée que dans les artères du type musculaire. Au voisinage du cœur, la limitante ne paraît sensiblement pas plus puissante que les lignes élastiques placées au-dessous et qui divisent en assises les cellules musculaires ramifiées de la tunique moyenne. En outre, nous avons constaté positivement que, de distance en distance, la limitante élastique fait défaut, les portions profondes de l'endartère semblent se continuer directement et sans changement appréciable dans sa constitution avec la tunique moyenne. Ce fait, que nous avons figuré pl. III, fig. 1 et 2, est surtout marqué chez le Veau et le Bœuf, dont l'endartère est presque exclusivement réduite à des formations élastiques : les formations conjonctives embryonnaire et muqueuse étant en partie annulées ; ce qui montre bien que, dans la morphologie de la membrane interne des artères, ces couches jouent un rôle épisodique, celui de pièces adventices d'adaptation. Elles apparaisent en un mot quand leur édification semble nécessitée pour le fonctionnement. En d'autres termes, leur présence imprime à l'endartère des gros vaisseaux de certains animaux un caractère individuel, dont la signification exacte est loin d'être encore déterminée.

CONCLUSIONS

SOMMAIRE. — L'endartère n'existe que sur les gros vaisseaux munis de vasa-vasorum. — Elle se forme probablement par la fixation des cellules migratrices. — Ces cellules ne forment pas de groupes abberrants, c'est-à-dire qu'elles ne percent pas l'endothélium (disposition évitant l'infection du sang). — Le tissu muqueux joue le rôle d'une pièce de charpente : masse élastique dans les points où le sang subit des variations de pression, venant aux secours de la formation élastique. — Importance de la couche connective sous-endothéliale dans la production des lésions endartérielles. Cette couche ne renferme pas de nerfs. — Résumé.

Nous venons de montrer que les trois formations superposées qui, en se fondant sur leurs limites respectives constituent l'endartère entière, ne sont pas soumises à la loi d'égale répartition le long de l'arbre artériel. *Chez l'Homme*, et il s'agit ici uniquement de l'Homme, l'endartère n'est complète que sur les gros troncs, tels que la pulmonaire et l'aorte, voisins du cœur, à membrane moyenne riche en fibres élastiques, à musculature disposée suivant le type rétiforme, spécial aux réservoirs contractiles, et enfin, munis de nombreux vasa-vasorum, correlativement à leur volume considérable. Contrairement aux premières vues de Stroganow, qui, du reste, n'avait pu tirer ses conclusions que de l'examen d'endartères lésées par l'inflammation chronique, puisqu'il étudiait spécialement l'endartérite, nous avons vu que sur les endartères absolument saines telles que celle de la pulmonaire, les cellules migratrices n'existent jamais dans la couche sous-épithéliale, sont rares dans le premier étage de la formation muqueuse, deviennent de plus en plus nombreuses dans les parties profondes de cette formation et semblent même être les agents de sa fenêtration incomplète. Nous devons ajouter, en outre, que les cellules migratrices, à noyau bourgeonnant, indiquant chez ces éléments une activité amiboïde complète, existent à la surface des lames élastiques granuleuses qui servent de support aux cellules striées ; bien plus, en traitant ces lames au pinceau, on ne parvient jamais à les dégager de toutes les cellules migratrices, par conséquent, il en existe aussi d'engagées dans leur épaisseur. L'endartère tout entière, sauf dans sa portion sous-épithéliale, constitue donc l'un des chemins de la lymphe, ou du moins des éléments lymphatiques. Mais d'où viennent ces éléments. Ils ne viennent certainement pas du sang, car dans ce cas on en trouverait d'engagés au travers de l'endothélium, ou au-dessous de lui, et c'est dans ces parties même que l'on constate régulièrement leur absence. Ils ne sauraient venir que des vasa-vasorum et en émaner par diapédèse. Ce qui prouve qu'il en est ainsi, c'est que dans toute endartérite, inflammation s'accompagnant toujours de diapédèses exagérées, on voit, à côté des globules blancs, des globules rouges plus ou moins déformés, ratatinés, muriformes même sur les pièces bien fixées par l'osmium. Tout semble donc se passer comme si, des vasa-vasorum nombreux des artères crosses, un mouvement migrateur se dirigeait vers l'endartère sans jamais traverser cette dernière de part en part. Les cellules lymphatiques mobilisées par ce mouvement migrateur ne font donc pas partie du groupe aberrant (1). Il est vrai qu'à la façon des cellules migratrices répandues par colonies dans les espaces interorganiques, elles modifient les parties profondes de l'endartère et leur donnent une disposition plus ou moins fenêtrée, mais elles n'abordent pas la cavité vasculaire et n'émigrent pas par suite dans le sang. C'est là une disposition des plus importantes et qui apparaît d'elle-même comme corrélative à la nécessité d'empêcher le sang d'être aisément infecté par les produits des diapédèses interstitielles.

Il est donc probable que les cellules migratrices répandues dans l'endartère, partout, sauf dans la couche sous-endothéliale, prennent d'autre part un trajet rétrograde et rentrent dans les voies de la lymphe. Mais toutes prennent-elles ce trajet rétrograde ; n'en est-il pas quelques-unes qui, arrivées dans les portions les plus superficielles, c'est-à-dire les plus internes de l'endartère s'y arrêtent pour se transformer en éléments fixes du tissu connectif. C'est là une hypothèse qui dans l'état actuel de la science est, il faut l'avouer, tout à fait plausible. La proposition, en vertu de laquelle M. Ranvier considère une cellule lymphatique comme représentant dans certains cas une cellule fixe du tissu connectif mobilisée, appelle naturellement la

(1) On entend par groupe aberrant, l'ensemble des cellules migratrices qui, après avoir traversé les espaces interorganiques, ne rentrent pas dans les voies lymphatiques qu'elles ont quittées par diapédèse, mais sortent au travers des épithéliums pour se perdre sur les surfaces muqueuses (globules de mucus, etc.), ou se fixent pendant un temps plus ou moins long dans le tissu connectif pour le remanier et y édifier, par exemple, des formations réticulées. Voir G. Lemoine, *Anatomie générale du cordon ombilical*, thèse de Lyon, 1884, n° 213, page 57.

proposition inverse comme complément. Nous sommes, de la sorte, tenté d'expliquer la formation de l'endartère de la manière suivante : Sur certains points de l'arbre artériel, le mouvement de diapédèse introduit incessamment entre l'endothélium et la formation musculaire des cellules migratrices. Arrivées au niveau de la portion sous-épithéliale, la plus résistante de la vitrée, ces cellules, ou sont forcées de rebrousser chemin, ou, engagées en partie dans la substance fondamentale molle de la vitrée, s'y fixent et deviennent de jeunes cellules du tissu connectif. Ces cellules connectives dans les points les plus éloignés des vaisseaux, et qui représentent des zones de nutrition minima, ne subissent que des différenciations rudimentaires. De plus en plus profondément, à mesure que le point où elles se sont arrêtées et fixées est plus rapproché des vaisseaux, elles se différencient d'une façon plus élevée ; autour d'elles la trame connective prend de plus en plus des caractères qui l'éloignent également de l'état embryonnaire. Je n'ai aucune peine à avouer que je propose l'explication précédente à titre de simple hypothèse ; mais il s'agit d'une hypothèse qui cadre absolument avec les faits et qui me paraît avoir une toute autre valeur que celle d'une genèse dans un blastème, à l'aide de laquelle quelques histologistes expliquent tout. Il y a du reste longtemps que M. le professeur Renaut (1) et ensuite M. Malassez (2) ont montré que des globules blancs émigrés par diapé-

(1) J. Renaut. *Sur l'acné du col utérin.* Comptes rendus de la Société de biologie, 1873. (*Progrès Médical.*)

(2) Malassez et de Sinéty. *Structure, origine et développement des kystes de l'ovaire.* Arch. de Physiol., t. XIII, 1881, p. 233.

dèse dans des cavités kystiques ou même dans les exsudats albumineux, tels que ceux d'une néphrite typhoïde(1), lorsqu'ils continuent à vivre dans un tel milieu, c'est-à-dire dans une substance visqueuse, poussent des prolongements protoplasmiques grêles dans tous les sens. Ces prolongements s'anastomosent plus ou moins régulièrement les uns avec les autres ou restent à l'état de bourgeons emmêlés entre eux. Sa substance homogène paraît alors traversée par un réticulum délicat, analogue à celui du tissu conjonctif embryonnaire, et, en réalité, identique avec celui qui prend son origine dans le protoplasma des cellules de la formation sous-endothéliale et embryonnaire de l'endartère.

Il résulte de là qu'il est hautement probable que l'endartère est formée secondairement, aux dépens d'une portion des éléments migrateurs qui parcourent les tuniques des gros vaisseaux chez certains animaux, tels que l'Homme. Une fois formé, le tissu connectif reste dans les portions les plus voisines de l'endothélium, au premier stade de son développement. Il constitue une masse ayant à la fois la consistance, l'élasticité parfaite du corps vitré de l'œil : possédant en un mot tous les caractères organoleptiques du tissu connectif à l'état muqueux. Cette masse élastique n'existe que dans les points des vaisseaux où le sang subit des variations de pression souvent considérables. Si l'on réfléchit, l'on voit que, nécessairement, elle vient au secours de l'élasticité artérielle en augmentant la force élastique du

(1) J. Renaut. *Observations pour servir à l'histoire de la néphrite typhoïde.* Archives de physiol., t. XIII, 1881, p. 116.

vaisseau dans les portions où il subit le plus directement des actions mécaniques, très variables chez tous les animaux, mais qui le sont rendues d'autant plus par la station particulière à l'Homme, par la station debout. Chez l'Homme, en effet, le sang ne sort pas du cœur dans une direction générale tangentielle. L'ondée sanguine se distribue immédiatement, soit actionnée par la pesanteur, soit contre cette dernière et retardée par elle. De là des variations plus considérables que partout ailleurs dans la pression sur la paroi, au niveau de l'aorte ou de la pulmonaire, pendant la systole ou la diastole. Le coussinet, parfaitement élastique, interposé entre l'endothélium et la membrane moyenne, tend naturellement à régulariser ces pressions latérales. Mais si l'endartère ainsi constituée paraît jouer un rôle important dans les gros vaisseaux de certains animaux, et surtout de l'Homme, l'existence d'une formation conjonctive tout à fait embryonnaire, immédiatement sous-jacente à l'endothélium, est d'autre part l'origine d'une vulnérabilité toute particulière de la membrane interne. Alors les causes morbigènes, agissant à la façon d'irritants, trouvent dans les formations embryonnaire et muqueuse de l'endartère des tissus pour ainsi dire en instance continuelle d'organisation, et qui peuvent être très aisément mis en état de variation pathologique. L'endartère des gros vaisseaux de l'Homme, et surtout celle de l'aorte dont le fonctionnement est de beaucoup le plus actif, sont de la sorte rendues très vulnérables. De là la fréquence de l'endartérite des gros troncs, l'impressionnabilité aux actions morbigènes, dont le rhumatisme aigu est le type. Le caractère à la fois embryonnaire et exsangue de l'endartère, l'absence absolue de nerfs que nous avons constatée au moyen de la méthode de l'or, rendent compte, en outre, de la faible vitalité des produits de l'inflammation dont cette membrane est si fréquemment le siège Sans entrer dans l'histoire particulière de l'endartérite, nous rappellerons ici ces faits bien connus : les éléments cellulaires fixes de l'endartère frappés par l'inflammation se comportent comme les cellules dont la nutrition s'effectue exclusivement par la lymphe, comme celles de la cornée transparente, pour prendre un point d'analogie dans le tissu connectif lui-même. Elles réagissent avec une intensité médiocre, beaucoup meurent; la dégénération graisseuse et pigmentaire s'emparant surtout des grandes cellules striées, qui se comportent alors comme leurs similaires les plus rapprochés, les cellules musculaires ramifiées de la tunique moyenne des gros vaisseaux.

Nous n'irons pas plus loin dans cet ordre d'idées qui nous entraînerait dans le domaine de l'anatomie pathologique que nous avons voulu laisser étrangère à notre sujet. Nous nous sommes simplement proposé d'étudier analytiquement chez l'Homme l'endartère, et nous sommes en fin de compte, arrivé à reconnaître qu'elle est beaucoup plus complexe qu'on ne l'avait cru jusqu'à présent. Dans une endartère du type le plus compliqué, en effet, telle que celle de la pulmonaire ou de l'aorte saine, on compte à partir de l'endothélium jusqu'à la limitante élastique, trois formations bien distinctes, quoique passant insensiblement de l'une à l'autre sur leurs lignes de contact. De ces formations, la plus interne, recouverte par la vitrée, peut être en partie englobée dans cette membrane amorphe, conserver indéfiniment le type du tissu conjonctif embryonnaire, la formation moyenne est un coussinet de tissu muqueux d'épaisseur variable et qui peut être annulé dans certains vaisseaux. Quant à la formation profonde, c'est la plus importante de toutes, celle que l'on retrouve sur les artères du type musculaire quand les deux autres, et principalement la formation muqueuse, ont disparu. Par les cellules striées qu'elle renferme, elle offre l'un des exemples les plus remarquables et les plus typiques de la différenciation des cellules du tissu connectif sous une forme exactement comparable à celle des éléments musculaires, et qui, peut-être aussi, dans une certaine mesure, est disposée pour la contractilité.

INDEX BIBLIOGRAPHIQUE

AEBY. — Ueber den feineren Bau der Blutcapillaren. *Médic. Centralblatt*, 1865.

ALFEROW. — Nouveaux procédés pour les imprégnations à l'argent. *Archives de physiologie*. Tome VII. 1874.

J. ARNOLD. — Ueber die Beziehung der Blut und Lymphgefässe zu den Saftkanälchen. *Archives de Virchow*. Tome LXII. 1874.

AUERBACH. — Untersuchungen über Lymph und Blutgefässe. *Archives de Virchow*. Tome XXXIII. 1865.

BICHAT. — Anatomie générale appliquée à la physiologie et à la médecine. Paris. An X. (1801).

— Traité des membranes en général, etc.

CHRZONSZCZEWSKI. — Ueber die feinere structur der Blutcapillaren. *Archiv. de Virchow*. Tome XXXV. 1866.

EBERTH. — Ueber den feineren Bau der Blutcapillaren bei den Wirbelthieren, *Medicinisches Centralblatt n° 13*. 1865.

— Ueber den Bau und die Entwickelung der Blutgefässe. *Würzburger naturwissenschaft. Zeitschrift*. T. VI. 1866.

FASCE LUIGI. — Istologia delle arterie et delle vene degli animali Vertebrali. 1865.

GIMBERT. — Mémoire sur la structure et sur la texture des artères. *Journal de l'Anatomie et de la Physiologie*. Tome II. 1865.

HENLE. — Ueber die Ausbreitung des Epithelium im menschlichen Korper. *Archives de Müller*. 1838.

— Allgemeine Anatomie. Leipzig, 1841. Traduction française par Jourdan. Paris, 1843.

HOYER. — Ein Beitrag zur Histologie bindgewebiger Gebilde. *Archives de Müller*. 1865.

KÖLLIKER. — Beiträge zur Kenntniss der glatten Muskeln. *Zeitschrift für wissenschaft. Zoologie*. T. I. 1849.

— Eléments d'Histologie. Traduction française, 1855.

TH. LANGHANS. — Beiträge zur normalen und pathologischen Anatomie der arterien. *Archives de Virchow*. Tome 36. 1866.

CH. LEGROS. — Note sur l'épithélium des vaisseaux sanguins. *Journal de l'Anatomie et de la Physiologie*. Tome v. 1868.

LETIERCE. — Essai sur quelques points d'anatomie et de physiologie médicale et chirurgicale de la membrane interne des artères. Thèse de Paris, 1829, n° 218.

H. MILNE EDWARDS. — Leçons sur la physiologie et l'anatomie comparée de l'homme et des animaux. Tome III.

MONDINI. — Remarques sur les membranes des artères. *Archives générales de médecine*. Tome v. 1824.

L. RANVIER et CORNIL. — Contributions à l'histologie normale et pathologique de la tunique interne des artères et de l'endocarde. *Archives de physiologie*. Tome I. 1868.

L. RANVIER. — Traité technique d'Histologie. Paris, 1875.

REMAK. — Histologische Bemerkungen über die Blutgefässwände. *Archives de Müller*. 1850.

J. RENAUT. — Note sur l'anatomie générale de l'endartère. Société de biologie, 27 avril 1878. *Gazette médicale*, 1878, p. 229.

— Note sur la forme de l'endothélium des artérioles des veinules et des capillaires sanguins. *Archives de physiologie*. Tome XIII. 1881.

RETTERER et CH. ROBIN. — Sur la distribution des fibres élastiques dans les parois artérielles et veineuses. *Journal de l'Anatomie et de la Physiologie*. Tome XX, 1884.

CH. ROBIN. — Sur la structure des artères et leur altération sénile. *Gazette médicale de Paris*, 1849, page 331.

STROGANOW. — Recherches sur l'origine des éléments cellulaires dans l'endartérite de l'aorte. Travaux du laboratoire d'Histologie du Collège de France, 1876.

— Recherches sur l'existence des canaux lymphatiques dans la tunique interne de l'aorte de l'homme. *Ibid*.

Lyon. — Impr. J. GALLET, rue de la Poulaillerie, 2.

PLANCHE I

Fig. 1. — Couche striée de l'endartère. Oc. n° 1. Obj. n° 7 de Verick.

a. — Cellule striée.

b. — Prolongements rameux des cellules.

b'. — Prolongements anastomosés.

Fig. 2. — Cellule striée. Oc. n° 1. Obj. à immersion homogène n° 10 de Hartnack.

a. — Noyau.

c. — Protoplasma périnucléaire.

d. — Stries.

Fig. 3 — Couche embryonnaire. Oc. n° 1. Obj. n° 7 de Verick.

a. — Cellules.

a'. — Cellules à prolongements végétants non encore anastomosés

b. — Prolongements membraniformes.

b'. — Réseau de prolongements grêles anastomosés.

c. — Cellules à noyaux très voisins venant de se segmenter.

d. — Groupe de cellules en tourbillon.

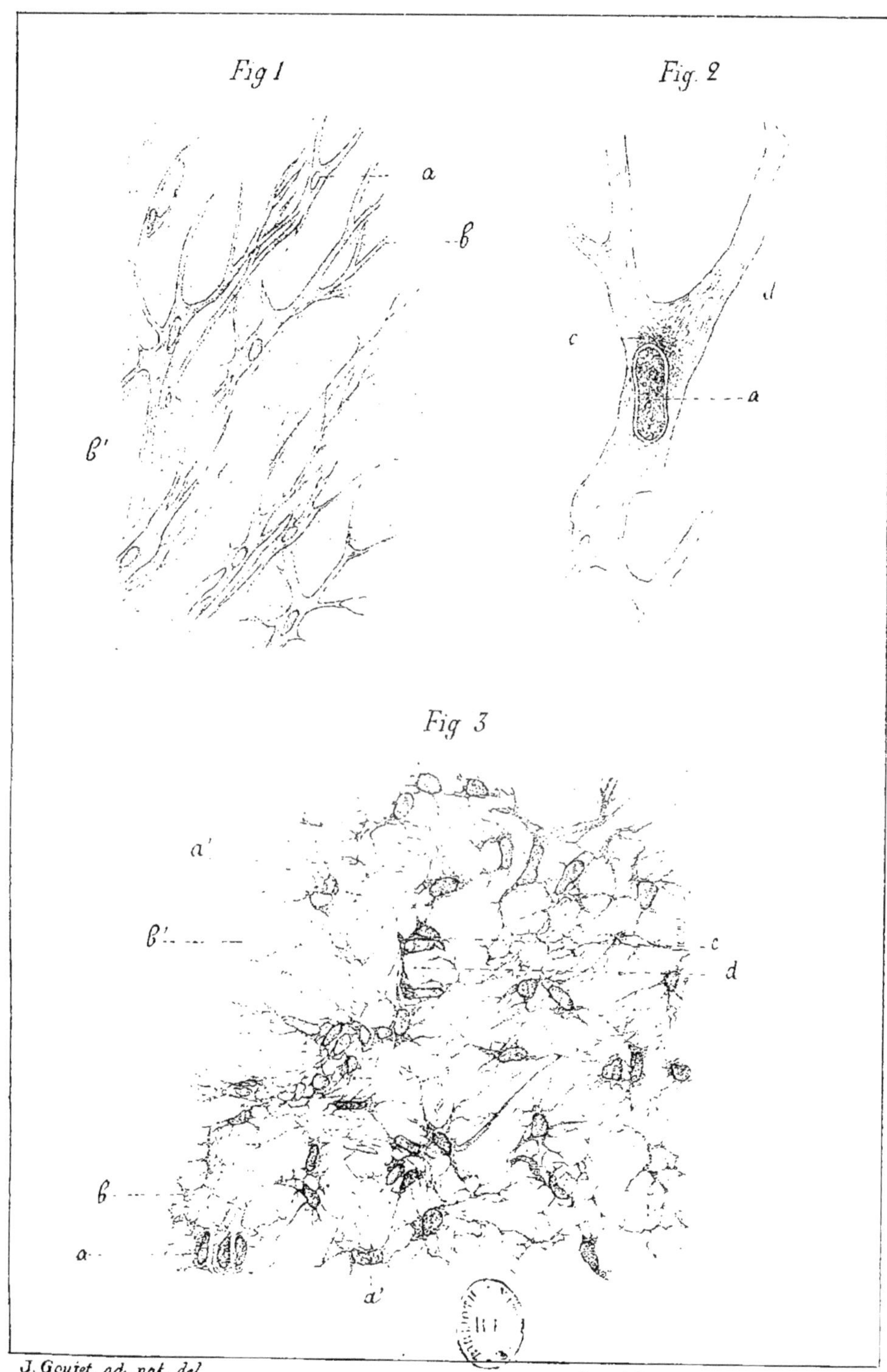

J. Goujet. ad. nat. del

Imp. A Roux, rue Centrale, 21, Lyon

PLANCHE II

Fig. 1. — Formation muqueuse de l'endartère. Oc. n° 1. Obj. n° 7 de Verick.

a. — Cellule connective.

b. — Prolongements membraniformes.

g. — Cellules migratrices.

Fig. 2. — Petit réseau stellaire de Langhans. Oc. n° 1. Obj. n° 7 de Verick.

a. — Cellule étoilée.

b. — Prolongements communicants.

Fig. 3. — Grandes figures de Langhans. Oc. n° 1. Obj. n° 7 de Verick.

a. — Cellule.

b. — Prolongements communicants.

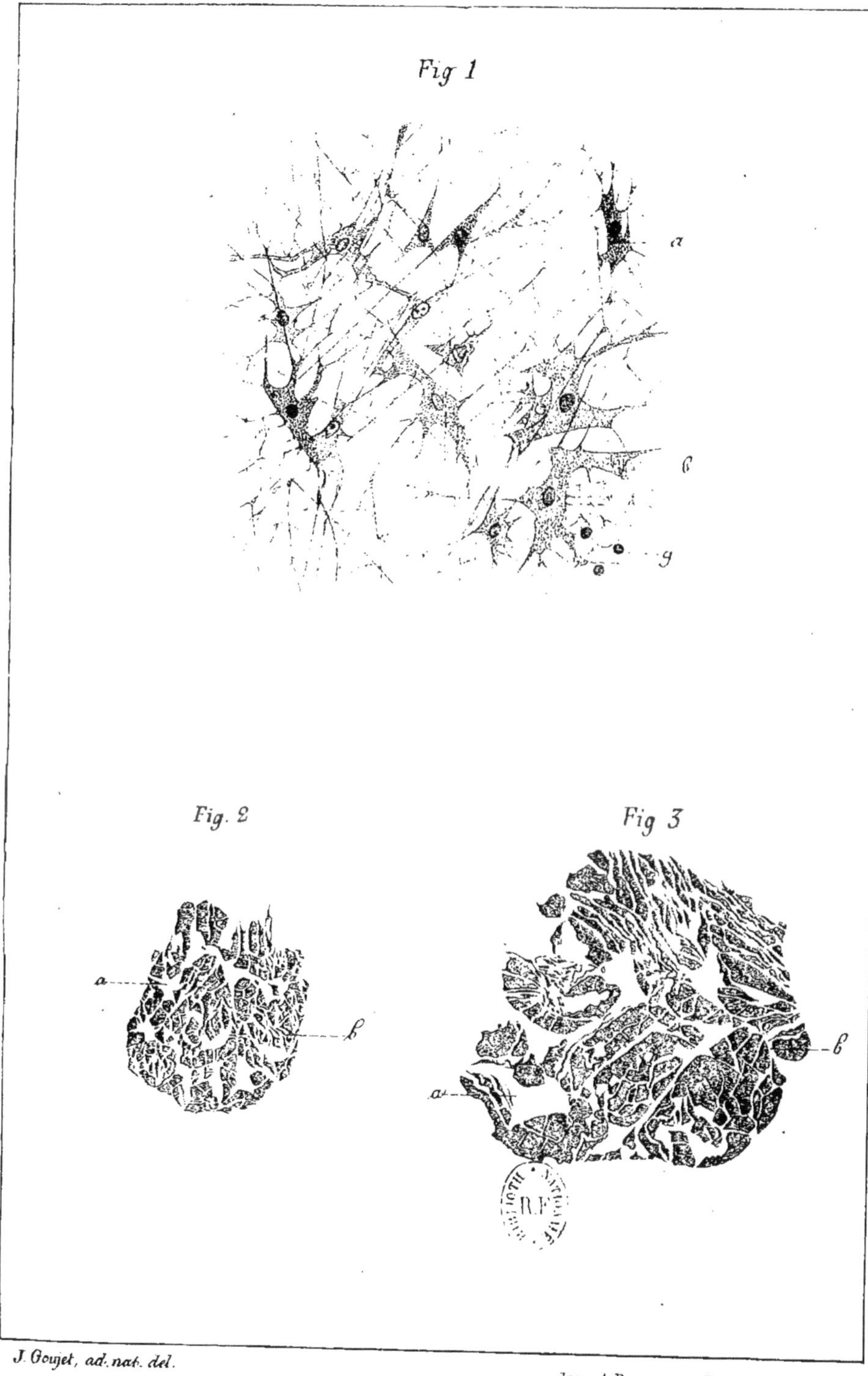

J. Goujet, ad. nat. del.

Imp. A. Roux, rue Centrale, 21, Lyon

PLANCHE III

Toutes les figures sont dessinées avec l'Oc. n° 1 et l'Objectif n° 7 de Verick.

Pour toutes les fig. :

a. — Couche embryonnaire.
b. — Couche muqueuse.
b'. — Limite de la couche muqueuse et de la formation striée.
c. — Formation striée.
re. — Réseaux élastiques.
LI. — Limitante élastique interne.
TM. — Tunique moyenne.
E. — Endothélium.

Fig. 1. — Coupe longitudinale de l'aorte thoracique (homme adulte).

Fig. 2. — Coupe longitudinale de l'axillaire (femme adulte.)

Fig. 3. — Coupe longitudinale d'une collatérale des doigts (femme adulte).

Fig 1

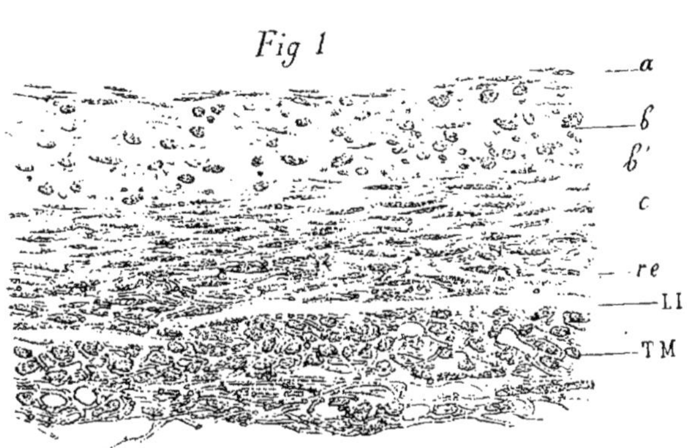

Fig. 2

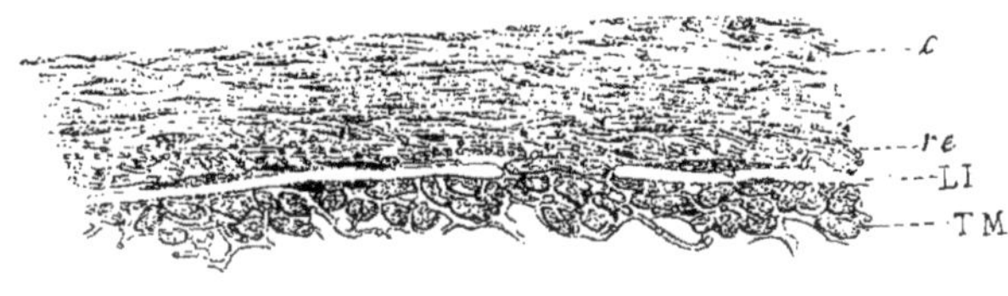

Fig. 3

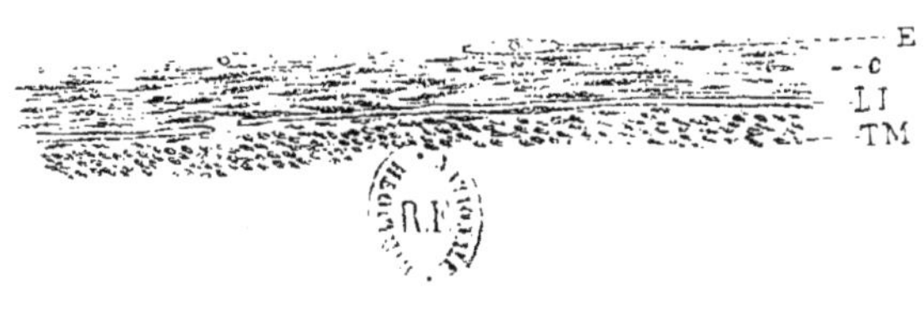

J. Goujet, ad nat del.

Imp. A Roux, rue Centrale, 21, Lyon

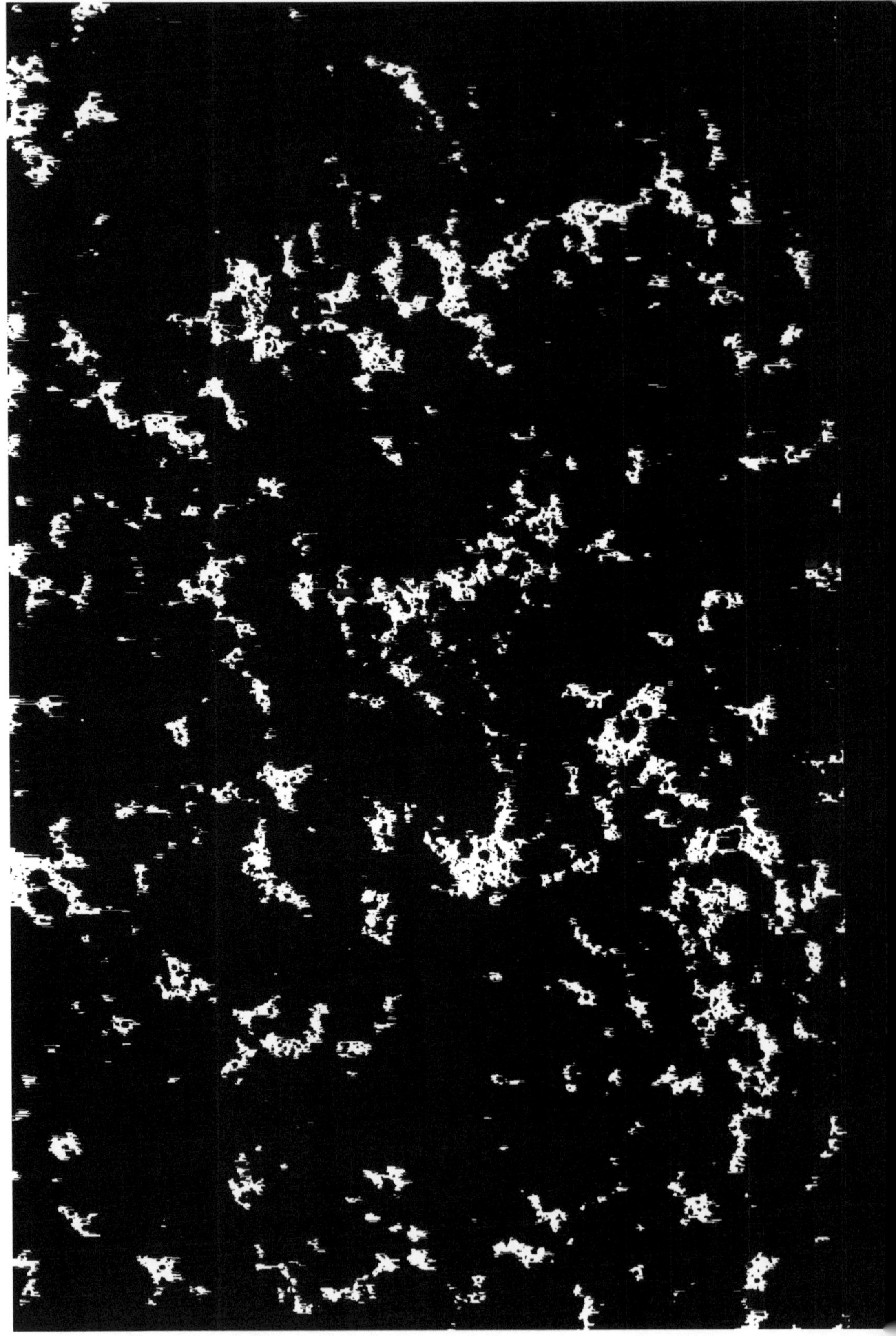

www.ingramcontent.com/pod-product-compliance
Ingram Content Group UK Ltd.
Pitfield, Milton Keynes, MK11 3LW, UK
UKHW020328250726
13967UKWH00004B/1914